AF706430

La bouche, clé de notre santé, de notre bien-être

Dr Marie-Solange Raymond

La bouche,
clé de notre santé,
de notre bien-être

© Dr Marie-Solange Raymond, 2016

librinova
Courriel : contact@librinova.com
Internet : www.librinova.com

Le Code de la propriété intellectuelle interdit les copies ou reproductions destinées à une utilisation collective. Toute représentation ou reproduction intégrale ou partielle faite par quelque procédé que ce soit, sans le consentement de l'auteur ou de ses ayants cause, est illicite et constitue une contrefaçon sanctionnée par les articles L335-2 et suivants du Code de la propriété intellectuelle.

Dr. Marie Solange Raymond
drmariesolangeraymond@connexion.news
Site : www. connexion. news

On ne peut guérir la partie sans soigner le tout.
On ne doit pas soigner le corps séparément de l'âme et pour que l'esprit et le corps retrouvent la santé il faut commencer par soigner l'esprit... car c'est une erreur fondamentale des médecins d'aujourd'hui de séparer dès l'abord, l'âme et le corps.

Platon

Marre d'être fatigué
Marre d'être épuisé
Marre d'être déprimé
Marre d'être angoissé
Marre d'être mal dans ma peau

Tel semble être le refrain de la plupart des humains en ce début du XXIe siècle, des jeunes de vingt ans à toutes les tranches d'âge confondues.

Pourquoi ce ras-le-bol ?

Sommes-nous condamnés à être enfermés dans cet état de mal-être par nos rythmes de folie, nos multiples écrans, nos nuits écourtées, notre alimentation déséquilibrée ?

Qu'en est-il de cette réalité ? Est-elle inéluctable ?

Quelles solutions pour retrouver notre équilibre naturel ?

D'aussi loin que je me souvienne, j'ai toujours été émerveillée par l'infinie complexité du corps humain. Son incroyable capacité à se rétablir malgré tout ce que nous lui faisons subir, ingérer, supporter.

J'ai toujours été étonnée que les gens ne soient pas plus malades qu'ils ne le sont avec la façon dont ils se nourrissent et vivent.

Jeune diplômée, fraîche sortie de la faculté, j'ai créé un cabinet dentaire où je me passionnais à soigner les gens sans douleur. Mais au bout de cinq années, je l'ai revendu. Quand j'ai compris que les études médicales nous avaient formatés par rapport à la maladie et non par rapport à la santé.

C'était un cercle vicieux, un puits sans fond qui ne rétablissait pas véritablement la santé, qu'il y aurait toujours des caries, des caries, des dents extraites. Un constat d'échec : maintenir le corps en bonne santé, la bouche en bonne santé me semblait impossible avec ce que j'avais appris et je ne pouvais pas continuer à travailler de cette façon.

Quelle était la solution ?

J'ai arrêté pendant neuf ans de pratiquer la médecine. Comprendre le sens de ma vie, ce que j'étais venue faire sur cette planète était ma priorité. Puis la vie m'a ramenée au dentaire parce que j'avais une médecine différente à découvrir, à pratiquer, à enseigner.

Très jeune s'était installée en moi la conscience d'un état de santé naturel du corps humain. Je ne savais pas exactement ce qu'il en était, mais c'était vraiment quelque chose ancré en moi et j'ai commencé à chercher tous azimuts et à beaucoup expérimenter par moi-même.

Des expériences marquantes étayaient mon vécu.

Vers 13 ans, j'étais passionnée par le fonctionnement du cerveau humain et je ne pouvais me résoudre au fait que l'on utilisait que 2 % voire 3 % de nos capacités. J'avais envie de pouvoir fonctionner à 100 % de mes capacités.

À 17 ans, j'ai eu les yeux brûlés par un produit à base de soude et tous les quarts d'heure, jour et nuit, il fallait décoller la paupière de la cornée pour qu'elles ne cicatrisent pas ensemble.

Plutôt douloureux !

C'était en novembre le temps était gris et malgré les pansements, les lunettes de protection quand on remuait le rideau, j'avais l'impression d'un soleil éblouissant qui rentrait dans la chambre. Je ne savais pas si j'allais voir, je m'apprêtais à commencer mes études médicales.

Étonnamment, alors que les conditions de ma vie semblaient très difficiles, j'étais dans un état de calme et de sérénité sans aucune inquiétude.

Avec le recul j'ai réalisé que cette expérience m'a plongée au cœur de mon être même si je n'en étais pas consciente à l'époque. Par ailleurs, je n'avais pas faim donc instinctivement je me suis mise à jeûner ou à manger des fruits.

J'ai retrouvé la vue, j'ai pu commencer des études de médecine, même si mes yeux sont toujours restés un point de fragilité.

La deuxième expérience marquante est survenue à la fin de mes études médicales, la lecture d'un livre en fut le point de départ.

Dans son autobiographie, Martin Gray écrivait comment avec une alimentation vivante, ses enfants n'étaient jamais malades. C'était une époque où je commençais à penser à l'idée d'avoir un enfant. Cette phrase résonnait très fort en moi.

Pourquoi condamner un enfant à être malade si par une alimentation appropriée, il peut en être différemment ?

Étant enceinte peu après sans rien savoir, je me suis mis à manger des fruits, des légumes crus que j'adorais et un peu de coquillages, j'avais déjà abandonné la viande depuis mes 17 ans. Et curieusement malgré une année très chargée (fin des études médicales, préparer et soutenir la thèse, remplacement), j'ai accouché dans la joie et le plaisir sans aucune douleur. Cela reste gravé en moi comme un moment de concentration intense, d'efforts physiques intenses à surfer sur la vague de la contraction et me rendormir entre les contractions.

L'autre élément important de toute cette grossesse c'est de m'être prise en charge, d'avoir fait confiance à mon ressenti malgré tous les avis moqueurs ou contradictoires du corps médical. À part la confirmation de grossesse du départ je n'ai subi aucun examen médical ni échographie.

Il en a d'ailleurs été de même pour ma deuxième grossesse où j'ai pu sentir la fécondation le lendemain de la conception et mon enfant est né neuf mois jour pour jour, heure pour heure après cette fécondation.

Les études médicales ont perdu le référentiel de ce qu'est un corps en santé, et sans ce référentiel, elles nous formatent par rapport à la maladie. Retrouver un état de santé optimum nous oblige tous à retrouver et à renouer avec le mode d'emploi physiologique inscrit dans chacune de nos cellules, à le mettre en pratique en adoptant l'alimentation physiologique et un mode de vie nous correspondant.

Vous faire partager mon expérience, mes découvertes tant médicales que personnelles pour vous aider à comprendre le fonctionnement du corps afin que vous puissiez retrouver par vous-même un état de santé optimum, tel est le but de cet ouvrage.

Car il est important pour chacun de nous réapproprier notre corps, de reprendre les rênes de notre santé, d'entendre les messages que nous envoie le corps en permanence afin d'ajuster nos besoins aux exigences de notre fonctionnement et de notre physiologie. Nous pouvons bien sûr nous faire aider, accompagner sur le chemin, mais nous ne pouvons déléguer à autrui la gestion de notre vie. Elle nous appartient en propre, c'est de notre responsabilité.

L'ÉTAT DE PLEINE SANTÉ

L'état normal de l'être humain est l'état de pleine santé physique comme psychique, tout va de pair.

Le maître mot du corps est toujours l'HOMÉOSTASIE, c'est-à-dire l'équilibre maximum qui lui est possible de manifester, à un moment donné, dans les conditions qui sont les siennes car tel un culbuto, il revient toujours à son centre.

C'est d'ailleurs une loi de l'univers : tout système laissé à lui-même sans interventions extérieures revient toujours à son point d'équilibre au travers du processus de régulation.

Comment comprendre ces mécanismes et pouvoir accompagner le corps dans son rétablissement ?

Je me suis mise à chercher pour trouver une médecine de vie, de santé. Ce fut un long cheminement dans toutes les arcanes de la médecine officielle ou non : sophrologie, médecine posturale, acupuncture, homéopathie, médecine naturelle, médecine quantique, les fleurs de Bach, la bio psycho généalogie, la numérologie, l'alimentation vivante et autres thérapeutiques. Mais je me suis surtout laissée inspirer de l'intérieur pour accompagner mes patients dans le retour vers une santé globale.

Et comme dit le proverbe, quand on cherche on trouve.

Et la vie répond toujours à nos attentes.

Il ne vous viendrait pas à l'idée de mettre de l'essence dans votre voiture diesel sauf par inadvertance. Cela semble évident si l'on veut un fonctionnement optimum de notre véhicule. Et pourtant c'est ce que nous faisons en permanence dans notre véhicule humain nous y mettons n'importe quel carburant.

Et nous nous étonnons que notre moteur ne fonctionne pas correctement !!!

On ne sait plus ce qu'est un corps en santé.

Autrefois le médecin savait écouter le corps dans sa globalité et accompagner la maladie en laissant faire les processus en cours pour faciliter la guérison. Aujourd'hui on veut tout, tout de suite, on n'essaie plus de prendre le temps de la récupération.

Si vous alliez voir votre garagiste avec un voyant rouge allumé sur votre tableau de bord et qu'il vous mettait un cache sur ce voyant rouge en vous disant : c'est bon, vous pouvez repartir, vous ne vous contenteriez pas de ce tour de passe-passe, vous chercheriez réellement à solutionner, à comprendre la signification de ce voyant rouge et à résoudre ce problème.

Et pourtant malheureusement, c'est ce que fait la médecine moderne : elle efface le symptôme. Elle éteint les voyants rouges à coups de médicaments et le corps continue à se déséquilibrer, s'encrasser, à rentrer dans un dysfonctionnement. Elle enlève ce qui pose problème à grand renfort de chirurgie au lieu de chercher pourquoi cela est survenu.

On n'a pas compris que le SYMPTÔME est la SOLUTION et non le problème.

C'est comme si elle avait oublié le principe d'homéostasie.

En effet le corps va toujours chercher à rétablir l'équilibre maximum si on lui en laisse le temps et qu'on lui redonne les conditions optimales de son fonctionnement.

Quand j'avais mon cabinet, en début d'année, les patients me souhaitaient la bonne année et me disaient : et surtout la santé, docteur. Ce à quoi, je leur répondais :

La SANTÉ c'est un CHOIX.

Cela laissait certains dubitatifs, car on a souvent l'impression que la maladie arrive comme un coup du sort, qu'elle frappe au hasard, que c'est quelque chose d'arbitraire. Il n'en est rien.

Dans ma pratique, j'ai dû retrouver la vision globale du corps. Les choses sont là, mais nous ne savons plus les voir, ou les entendre. Réapprendre à voir, à écouter, à sentir, à observer le corps dans sa totalité et non plus morcelé par toutes les spécialités qui ont vu le jour, en médecine.

Commençons par étudier la physiologie de la bouche et découvrir comment son fonctionnement équilibré influence directement notre bien-être naturel ou son absence notre état d'épuisement et de fatigue.

LA PHYSIOLOGIE BUCCALE, CARREFOUR INCONTOURNABLE DE NOTRE SANTÉ ET DE NOTRE BIEN-ÊTRE

La médecine qu'on m'a enseignée et que j'ai pratiquée au début de mon exercice me rendait impuissante à pouvoir aider véritablement mes patients pour se maintenir en santé au niveau de leur bouche comme au niveau de leur corps. Il y avait toujours des caries, des inflammations gingivales, des déséquilibres de l'occlusion. Une impression d'impuissance, de courir après la machine sans jamais pouvoir inverser le cours de la maladie, du palliatif et non du curatif. Car si les implants sont d'un intérêt considérable quand on a perdu ses dents, cela signifie néanmoins qu'on n'a pas su garder et préserver les dents en place, on n'a pas su maintenir la bouche dans son équilibre ou la mettre en place quand cela ne s'est pas installé naturellement. La chirurgie est merveilleuse en cas d'accident, mais on l'a galvaudé en l'utilisant à longueur de temps pour enlever tout ce qui posait problème sans essayer de comprendre et d'aider le corps à rétablir son propre équilibre avant d'envisager une ablation partielle ou totale de l'organe incriminé.

En Chine les médecins n'étaient payés que si les patients restaient en bonne santé, on avait compris l'importance de cet équilibre de base du corps et du travail de prévention.

Les études, les recherches, les découvertes, l'expérimentation qui furent miennes pendant de nombreuses années m'ont permis d'appréhender une façon plus globale de voir la santé buccale sans qu'elle soit isolée du reste du corps.

La bouche est un carrefour incontournable dans l'équilibre global de notre corps et celui de tout notre être.

Les anciens en connaissaient le caractère sacré. On n'y trouve les termes de Palais, de Couronne correspondant à la Royauté, à quelque chose de précieux, d'important.

La déglutition est la première fonction coordonnée qui apparaît dans la vie intra-utérine, elle précède la motricité volontaire (succion du pouce). En fait, toute la structure de la bouche et du corps se met en place à partir de la déglutition.

Quand sur mon chemin s'est présentée comme une évidence la possibilité de pratiquer l'orthodontie alors que j'avais toujours dit que je n'en ferais jamais, je me suis formée à une orthodontie fonctionnelle qui utilisait les appareils mobiles permettant d'agrandir l'os des mâchoires dans l'équilibre de la bouche et du corps afin que toutes les dents puissent trouver leur place sur l'arcade naturellement sans extraction.

L'appareil le plus extraordinaire était un activateur pluri-fonctionnel. Cet appareil souple en caoutchouc avait été inventé en France en 1950 par les professeurs Soulet et Besombes. Beaucoup de dentistes n'ont pas compris l'intérêt et l'importance de cet appareil mais quand on sait l'utiliser c'est vraiment un appareil génial.

Le fait que cet appareil soit souple permettait de travailler sur tous les paramètres concernés : sur les dents par des microstimulations, sur l'os, sur l'état des gencives, sur l'équilibre de la bouche, sur les fonctions neurovégétatives, sur la posture du corps et même au niveau neurologique et neuropsychique. Dans cette approche il y a comme une ré-harmonisation globale de la bouche du visage, des os de la face et du crâne ainsi que de l'ensemble du corps. C'est comme si nous étions un sculpteur nous remodelant à partir de l'intérieur grâce aux 4 fonctions neurovégétatives que sont la déglutition, la mastication, la respiration nasale, la phonation. Les dents se replaçant dans leur axe, l'os peut se consolider, l'état gingival s'améliorer et le bien être global de la personne se restaurer.

Pour moi qui étais une spécialiste des problèmes de parodontologie à partir du moment où j'ai connu le travail avec cet appareil, je n'ai plus fait une seule intervention gingivale chez mes patients. Ils n'en avaient plus besoin, car ils retrouvaient tous un état de santé optimum au niveau de leurs gencives grâce au rétablissement d'une meilleure occlusion. En effet, c'est la mise en place de ces fonctions neurovégétatives qui assure la croissance osseuse tant verticale que transversale permettant à toutes les dents de trouver naturellement leur place sur l'arcade sans qu'il soit nécessaire d'extraire préventivement de dents saines par soi-disant manque de place au niveau des maxillaires comme c'est malheureusement encore trop souvent le cas en orthodontie classique. À 30 mois chez un enfant, la déglutition infantile devient une DÉGLUTITION ADULTE.

Et la langue, au lieu de s'appuyer à l'avant du palais, de rester en mode succion comme c'est le cas en déglutition infantile, va s'appuyer dans le creux du palais. Cela lui permet d'exercer une pression tant verticale qu'horizontale, fonction capitale pour la croissance des os concernés principalement les deux maxillaires.

Or dans notre société, 70 % des adultes sont restés en déglutition infantile, cela veut dire qu'en permanence leur cerveau n'est pas correctement oxygéné. En effet si la déglutition adulte ne s'est pas mise en place, la respiration nasale n'est pas en place, elle non plus, la personne vit alors en ASPHYXIE PERMANENTE. Or un cerveau mal oxygéné correspond à un STRESS considérable pour la personne concernée. Et bien qu'elle puisse dormir 8 heures par nuit, elle peut se réveiller épuisée du fait du manque d'oxygénation de son cerveau pendant la nuit. On le remarque très souvent aux cernes que les gens ont sous les yeux le matin au réveil. Comment voulez-vous que les enfants et les adultes qui ont ce problème puissent être détendus, à l'aise dans leur corps tant qu'ils sont en respiration buccale ? C'est comme si vous demandiez à un cul-de-jatte de courir un marathon. Je me souviens d'ailleurs lors d'un de mes cours d'une femme qui était très enrhumée et qui avait du mal à dormir ou à se relaxer du fait de ce rhume. Elle avait été très surprise de constater qu'elle dormait mieux avec la gouttière bien que n'étant pas habituée car cela lui permettait d'oxygéner son cerveau et donc de se détendre, ce qu'elle n'arrivait pas à faire en respirant par la bouche du fait de son nez bouché.

Le maintien de cette déglutition infantile se retrouve d'ailleurs dans ce besoin de stimuler cette zone antérieure du palais si présente dans notre monde moderne : la cigarette, les glaces, les sucettes et toute cette alimentation sucrée en surabondance de notre civilisation car le goût sucré correspond à des papilles situées à l'avant de la bouche. Sans parler de la répercussion sur notre société où l'on a du mal à grandir, à trouver sa place sans rester en dépendance de la famille, de l'État, de nos organismes divers et variés.

La restauration de ces fonctions neurovégétatives est essentielle dans l'équilibre buccal, postural, neurologique et neuropsychique de la personne. Vouloir ranger les dents comme on le fait trop souvent dans l'orthodontie classique, en faisant l'économie de mettre en place ces fonctions neurovégétatives qui sont à l'origine de la croissance osseuse harmonieuse, est une aberration. C'est vouloir mettre la charrue avant les bœufs. C'est travailler en force alors qu'il suffit d'accompagner la restauration de ces fonctions neurovégétatives pour que la croissance osseuse se rétablisse, et que les dents puissent trouver leur place naturellement dans un équilibre global.

Il m'a été rapporté encore récemment, le cas d'enfants où l'on a travaillé en force en orthodontie pour agrandir les os des maxillaires sans la mise en place des fonctions neurovégétatives, ce qui a entraîné une scoliose dans les mois qui ont suivi ce travail. Et l'enfant s'est retrouvé à porter un plâtre pour sa scoliose sans qu'on ait compris le problème et des solutions moins lourdes en travaillant sur les fonctions buccales d'une manière physiologique.

Permettre aux dents de se ranger naturellement par la mise en place des fonctions neurovégétatives est capital pour leur état de bonne santé future : en effet, une dent qui va s'être positionnée naturellement dans son support ostéo-gingival et dont le triple ligament propriocepteur qui la maintient en place sera en équilibre sans pression inappropriée ; cette dent-là sera en mesure de pouvoir réagir aux variations de l'équilibre buccal sans être agressée par un martèlement inapproprié d'un positionnement inadéquat car obtenu en force.

Du point de vue musculaire, la langue est constituée de 17 muscles et les fonctions oropharyngées concernées par la déglutition mobilisent au niveau de la sphère buccale plus de 300 muscles. C'est dire la puissance musculaire en jeu. Et cela, sans compter l'ensemble de tous les muscles du corps qui sont mobilisés à partir de cette double articulation temporo-mandibulaire dite ATM.

En médecine chinoise, la langue est l'équilibre interne du corps. C'est au niveau de la bouche que se rejoignent les deux Méridiens Conception et Gouverneur, méridiens centraux collecteurs de tous les autres méridiens énergétiques du corps.

Le rétablissement correct du fonctionnement physiologique de la bouche est quelque chose de CAPITAL pour la santé globale de l'individu. En effet, la double articulation temporo-mandibulaire est la seule articulation du corps qui fonctionne 24 heures sur 24. Puisque même quand nous dormons, au travers de la DÉGLUTITION, cette articulation fonctionne (1500 à 2000 fois par 24 heures). Elle entraîne avec elle toutes les chaînes musculaires du corps, de la tête jusque sous la plante du pied. C'est pourquoi certaines personnes peuvent se réveiller avec un lumbago alors qu'elles étaient allongées dans leur lit, toute la nuit.

Une bouche équilibrée va permettre au travers de la mise en place de la déglutition adulte ainsi que de la respiration nasale, une OXYGÉNATION du cerveau, un massage de celui-ci par le mouvement harmonieux de la respiration crânienne, la libération d'endorphines de détente, la stimulation des glandes endocrines et par là même, la relaxation de tout le corps. Si la bouche n'est pas équilibrée, le stress engendré par cette fonction peut être colossal par torsion au niveau des os sphénoïde et ethmoïde à chaque mouvement respiratoire... 1500 à 2000 fois par jour !

Quand les deux professeurs ont inventé cet appareil, ils ont eux-mêmes été surpris de l'ampleur des résultats positifs sur la ré-équilibration de la bouche, de la posture dans tout le corps ainsi que sur le bien-être global des enfants sur le plan neurologique et neuropsychique.

Personnellement je ne peux proposer une thérapie à quelqu'un si je ne l'ai pas expérimentée moi-même. J'ai donc commencé à travailler moi-même avec cet activateur mais je ne pouvais l'utiliser tel qu'on me l'avait enseigné, j'avais besoin de trouver un rythme qui se soutenait de lui-même et non pas de maintenir mon mental en pression pour faire ce travail.

Les résultats ont dépassé toutes mes attentes et celles des personnes qui l'utilisaient déjà depuis de nombreuses années même si certains n'ont pas compris la portée de ce que j'avais découvert car ils ont voulu en faire un outil de méditation. C'était limiter sa portée.

Au niveau dentaire dans ma bouche, une inversion d'articulé au niveau d'une de mes molaires s'est réglée en six mois alors qu'il faut deux ou trois années de travail en orthodontie classique.

Mais surtout le port de cet appareil m'a amenée au cœur de mon être dans un état de joie, de félicité, une vibration perceptible au niveau du corps physique. J'ai ensuite passé des années à mettre au point de façon physiologique cet exercice pour que chacun puisse en profiter et obtenir les mêmes résultats que ceux qui étaient les miens par une autre approche. Il m'a fallu d'ailleurs un certain temps pour comprendre ce qui se passait, c'était tellement énorme au niveau physique mais surtout au niveau psychique avec un exercice d'une simplicité enfantine. Je continue d'ailleurs en découvrir la profondeur et l'implication à tous les niveaux du corps qu'il soit physique ou psychique ou spirituel.

En fait, cet exercice permet à chacun en quelques minutes de se reconnecter avec notre VIBRATION, notre Énergie de Vie, notre Énergie de guérison disponible à chaque instant puisque c'est elle qui maintient la vie dans le corps physique. C'est elle qui assure la vitalité et la santé de notre corps physique. C'est elle qui se sépare du corps physique lors de la mort. Reconnecter CONSCIEMMENT la pulsation de notre corps énergétique, c'est rentrer en unité avec notre FORCE DE VIE, de guérison, qui anime chaque corps humain.

La vibration de notre Être soutient la vie, la pulsant d'instant en instant dans notre corps physique.

Rentrer en contact consciemment avec elle, pouvoir la sentir, l'amplifier nous permet ce retour à l'unité de qui nous sommes en profondeur.

C'est pourquoi en faisant quotidiennement cette pratique consciente nous accédons au bien-être naturel, non seulement physiquement mais aussi psychiquement, à la joie et la félicité de notre Être. Les enfants ne s'y trompent pas. Un certain nombre d'entre eux rient de bon cœur avec cette pratique. Mettre en place cette pratique au quotidien permet de retrouver l'unité avec notre corps ainsi qu'avec notre santé. Retrouver cette unité nous reconnecte avec notre ressenti qui nous permet de savoir en permanence ce qui est juste pour nous, tant au niveau de nos besoins physiques, émotionnels, mentaux ou psychiques. Et pour nous praticiens, s'appuyer sur cette conscience pour soigner nos patients permet d'être au tempo de leurs besoins car c'est elle qui guide en permanence le processus thérapeutique et donne les indications nécessaires pour que la guérison puisse s'installer et ce à quelque niveau que soit.

Car la double articulation temporo-mandibulaire est le lieu privilégié où s'engramme le stress. Cela peut même aller jusqu'à la tétanie musculaire des muscles du crâne et des mâchoires dans des périodes de stress intense qu'il soit interne ou externe.

Comment pouvoir remédier à autant de déséquilibres ?

Pourquoi, dans nos civilisations modernes, la bouche ne se met-elle pas en place naturellement ?

Dans les années cinquante, c'est le mérite du professeur Planas à la même époque que les professeurs Soulet et Besombe travaillant sur des crânes, de redécouvrir ce qu'était une bouche physiologique, une bouche équilibrée. C'est une bouche qui non seulement peut s'ouvrir et se fermer de façon symétrique (mouvement charnière) mais aussi glisser à droite ou à gauche de façon symétrique (mouvement de LATÉRALITÉ) en bouche fermée. Dans cette position, sans ouvrir la bouche., les dents s'engrènent entre elles et peuvent glisser les unes sur les autres tout en maintenant cet appui les unes sur les autres sauf la canine du côté opposé où l'on a glissé. Les creux des unes s'adaptant aux bombés des autres. Ce mouvement a une importance capitale pour la pérennité de la bouche, mais aussi pour notre bien-être. En effet, cette possibilité de pouvoir glisser alternativement à droite ou à gauche notre mandibule tout en étant en contact sur l'ensemble de nos dents donne au niveau du corps physiquement et psychiquement une sensation de détente, de bien-être et de liberté incroyable.

En permanence les dents se soutiennent les unes les autres en étant parfaitement en équilibre.

Nous sommes soutenus en équilibre à l'intérieur de nous-mêmes, nous pouvons nous appuyer sur nos propres forces, sur notre solidité intérieure.

Mais pour cela, il est nécessaire que la mandibule soit carrée. C'est-à-dire que le groupe incisive-canine de la mâchoire inférieure soit aligné. Ceci est d'une importance capitale car j'ai systématiquement observé chez les enfants comme chez les adultes quand cet alignement incisivo-canin est en place, il y a systématiquement un enracinement sur la force d'une vie sur l'être profond de la personne. Quand les dents sont en place de cette façon, leur hauteur correspond à ce qu'on appelle la dimension verticale d'occlusion. Cette hauteur est capitale pour maintenir l'articulation temporo-mandibulaire en bon état. En effet celle-ci gère par l'intermédiaire de la déglutition toute la posture du corps. Son maintien au cours de la vie permet de garder naturellement un corps droit vertical sans affaissement au niveau de la colonne vertébrale, au niveau de la posture du corps, au niveau du thorax, les épaules en arrière et relâchées, un corps détendu qui va et vient de la contraction à la détente et de la détente à la contraction. Quand la bouche n'est pas en équilibre, quand cette hauteur ne s'est pas mise en place, les muscles de l'ATM au lieu de fonctionner de détente en contraction vont commencer à fonctionner de contraction en contraction renvoyant au niveau du cerveau une information de tension qui va se répercuter au niveau musculaire induisant une pathologie qui ne peut que s'amplifier avec le temps, si l'on n'en tient pas compte. Quand cet équilibre se restaure, beaucoup d'oppressions au niveau de la poitrine, d'angoisses, d'états dépressifs vont petit à petit cheminer vers des solutions sans médicaments uniquement par le rétablissement de la physiologie du corps qui est opérationel en soi.

Un autre élément très important à connaître pour maintenir en place la structure de notre corps est lors de la mastication de nos aliments, d'utiliser alternativement ou simultanément les deux côtés de notre bouche. C'est ce que l'on nomme la MASTICATION BILATÉRALE. De la même façon que lorsqu'on marche on utilise alternativement une jambe après l'autre, quand on mange il est capital d'utiliser alternativement ses deux côtés de la bouche sinon on va induire de nouveaux déséquilibres qui ne se limiteront pas à la bouche mais qui se répercuteront sur l'ensemble des chaînes musculaires du corps... Mastiquer d'une façon unilatérale entraîne un épaississement de l'os du côté où l'on mastique alors que l'autre côté, l'os va au contraire se fragiliser et s'affiner. Cela peut même conduire jusqu'à des blocages de cette articulation ou même des craquements par usure des surfaces articulaires, quand celle-ci ne fonctionne pas correctement avec la bonne dimension verticale d'occlusion, garant de cet équilibre.

Le rétablissement de la mastication bilatérale et le travail avec ces gouttières activateurs permettent de rétablir l'équilibre aisément sans chirurgie. Il peut être toutefois nécessaire de compenser sur une longue période (mois ou années) une mastication unilatérale en mastiquant de l'autre côté avant de pouvoir revenir à une mastication bilatérale. Néanmoins l'expérience m'a montré (radio à l'appui) que l'on peut même au niveau osseux remodeler aisément un déséquilibre créé par une mastication unilatérale. En effet l'os s'accroît où se résorbe en fonction des pressions qu'il reçoit. Donc si un os s'est sur développé d'un côté par une mastication unilatérale en inversant le côté de mastication pour stimuler pendant un certain temps le côté opposé cela va permettre de re-développer le côté déficient tandis que l'autre côté va petit à petit revenir à la normale car il sera moins stimulé. Les dents, l'os, ainsi que toutes les chaînes musculaires du corps se rééquilibreront par voie de conséquence.

Cela permet de comprendre pourquoi certaines personnes déchaussent leurs dents d'un seul côté, que la gencive soit enflammée de ce côté et que les dents puissent devenir mobiles

En effet, du côté où on mastique davantage dans une mastication unilatérale, l'os va se renforcer, la gencive est en bon état mais on va avoir une usure dentaire de ce côté-là. Par contre, de l'autre côté, ce que l'on appelle le côté balançant, l'os va se fragiliser et la gencive s'enflammer, et les dents vont pouvoir devenir mobiles. Quand on ne connait pas les lois dites de PLANAS d'une bouche en équilibre on est parfois dérouté par ces symptômes. Je me souviens un jour en Italie chez des amis avoir vu une femme qui se plaignait d'une douleur sur une dent en haut à droite. Celle-ci était mobile et le dentiste voulait l'extraire. En observant sa bouche, j'ai remarqué qu'elle avait tendance à mâcher du côté gauche. Je l'ai invitée à s'obliger à remâcher doucement du côté droit et de garder sa dent. Je l'ai revue six mois plus tard, par hasard, elle avait toujours sa dent qui n'était plus douloureuse, la gencive n'était plus enflammée, elle pouvait manger des deux côtés.

La compréhension de ce qu'est une bouche en équilibre, de ses lois comme l'a redécouvert le professeur Planas, nous permettent d'avoir une compréhension plus pertinente quant aux symptômes qui s'expriment dans une bouche.

Les informations sont là mais le formatage de nos études médicales par rapport à la maladie nous ont mis des lunettes déformantes devant les yeux.

Pour retrouver une médecine de santé une médecine globale nous devons réapprendre à voir, à sentir, à observer sans ces a priori.

Je me souviens d'une autre patiente maman de trois enfants que je suivais en Orthodontie fonctionnelle souffrir aussi d'une molaire en haut à droite. On était sur le point de lui extraire la dent pour poser un implant.

Je lui ai proposé de regarder sa bouche à la fin de la consultation des enfants. Encore une fois, ce n'était juste qu'un problème d'équilibre. Il a suffi de faire un petit meulage sur la dent incriminée pour que celle-ci ne fasse plus souffrir quand elle glissait à droite ou à gauche lors de la mastication.

Vouloir remplacer une dent qui fait souffrir par un implant, si on n'a pas compris quel est le problème de cette dent est inutile : on va retrouver la même problématique avec un implant et l'on aura perdu une dent. Soyons donc vigilant à maintenir les bouches en bon état et à restaurer leur équilibre global avant de pratiquer toute extraction inappropriée.

Les meulages se font aussi d'une façon très précise en respectant les lois d'une bouche équilibrée, sinon ils entraînent souvent beaucoup plus de dégâts que de bienfaits.

Le professeur Planas a compris l'importance de la latéralité et la nécessité de libérer les bouches dans le sens transversal mais le travail de meulage est très agressif sur l'émail et très traumatisant pour les individus sensibles que nous sommes.

C'est le mérite du Docteur Mathieu et de tout le groupe de recherche dont je faisais partie quand j'ai démarré ce travail d'avoir eu l'impulsion de surélever par des systèmes de cales au départ chez les enfants puis aussi chez les adultes pour augmenter la dimension verticale et retrouver cette dimension verticale de libération que les populations primitives avaient naturellement mais qui du fait de nos blocages, de nos verrouillages, de nos déconnections avec notre vibration originelle de Vie s'est petit à petit affaissée et nous rend souvent abouliques dépressifs dans un mal-être existentiel dont malgré tous nos efforts nous avons du mal à émerger. C'est pourquoi, ce calage dans une dimension verticale plus physiologique pour notre ATM est une étape capitale pour réintégrer notre verticalité, notre connexion terre-ciel d'être humain.

L'intérêt de ce travail chez les enfants, outre la mise en place naturelle de leurs dents et de leur bouche ainsi que de leur posture, est surtout leur bien-être général. En effet tous les enfants avec lesquels j'ai pu travailler ont tous acquis une plus grande capacité de concentration, une meilleure attention, un meilleur sommeil, une plus grande confiance en eux, une plus grande clarté quant à leur choix de vie. Les jeunes qui étaient en préparation de concours trouvaient un grand bienfait à ce travail qui leur permettait à la fois de rester détendus en dépit du stress ambiant tout en étant concentré et efficace malgré la masse de travail exigé dans de telles étapes.

Quant aux adultes, bien sûr un certain nombre venait consulter pour que je les aide à rééquilibrer leur bouche, à résoudre des problèmes de douleurs gingivales, articulaires, posturales mais d'autres encore venaient pour se sentir bien et pouvoir gérer le stress du quotidien.

Je me souviens d'une jeune femme qui souffrait de problème de bruxisme et se retrouvait avec des tensions très importantes au niveau de ses muscles masticateurs. Dès qu'elle a commencé à porter cette activateur la nuit, elle a progressivement senti un relâchement des muscles de tout son corps. la première nuit au niveau du cou et des épaules, la seconde nuit jusqu'au niveau des omoplates puis dans tous le dos.

À cet égard, le livre de Michel Montaud *Les dents une porte vers la santé* est très intéressant et donne beaucoup d'informations sur toutes les ressources de cette thérapie.

Mais pourquoi autant de déséquilibre dans notre civilisation moderne ?

Et comment peut-on y remédier ?

C'est le mérite d'un chirurgien américain Temple Fay travaillant sur des blessés de la guerre 39–45 d'avoir découvert qu'en leur faisant pratiquer même en passif les différentes étapes d'acquisition de la marche que sont le ramper, le rouler, la marche à quatre pattes, le macaque, cela permet une réorganisation au niveau du système nerveux central qui rétablit l'acquisition ou la récupération des fonctions neurovégétatives, du langage, de la pensée ainsi qu'une réparation au niveau neuromoteur. Son travail a été poursuivi et amplifié par Doman et Delacato puis au Brésil par le Dr Veyras ainsi que Béatrice Padovan. Béatrice Padovan en a fait une méthode très efficace pour récupérer les fonctions déficientes au niveau de la bouche, du corps ainsi que dans les troubles du langage ou des fonctions cognitives. Cela s'appuie sur les découvertes récentes de neurophysiologie qui démontrent la plasticité du système nerveux central lequel en permanence et à tout âge peut se réorganiser et réaliser de nouvelles acquisitions quand il est stimulé correctement.

À la fin de sa vie, le professeur Planas a eu la confirmation de ce dont il avait eu l'intuition en travaillant sur les crânes. Un de ses élèves brésiliens Thomas Van der laan faisant son service militaire auprès d'Indiens d'Amazonie la tribu Yanomamis a découvert de visu des gens dont la bouche correspondait aux caractéristiques d'une bouche équilibrée et qui le restait tout au long de la vie. Pourquoi un est-il ainsi ?

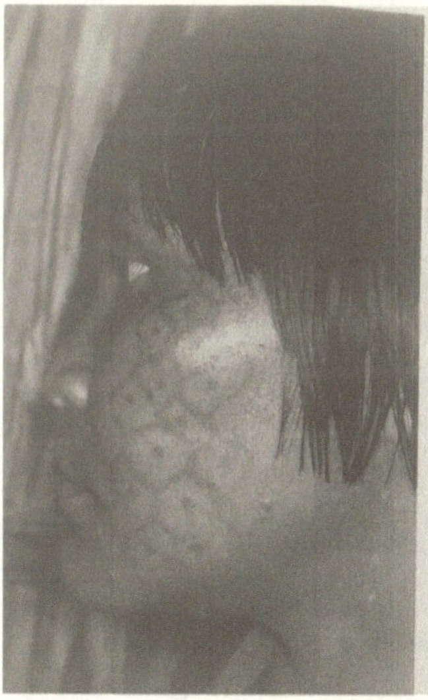
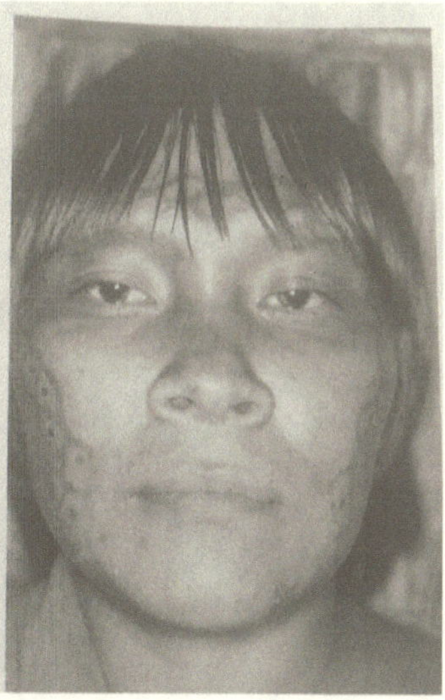

Dans ces populations comme dans toutes les populations PRIMITIVES, les enfants sont allaités, portés, sont toujours en contact peau à peau avec une autre personne jusqu'à ce qu'ils soient en mesure de marcher. Tous ces éléments permettent une croissance du crâne et un développement neuro-psycho-affectif garant d'un développement naturel harmonieux de l'être humain. Ils ont une nourriture frugale faite de fruits, de feuilles, de graines et de viandes ou poissons séchés avec une mastication efficace.

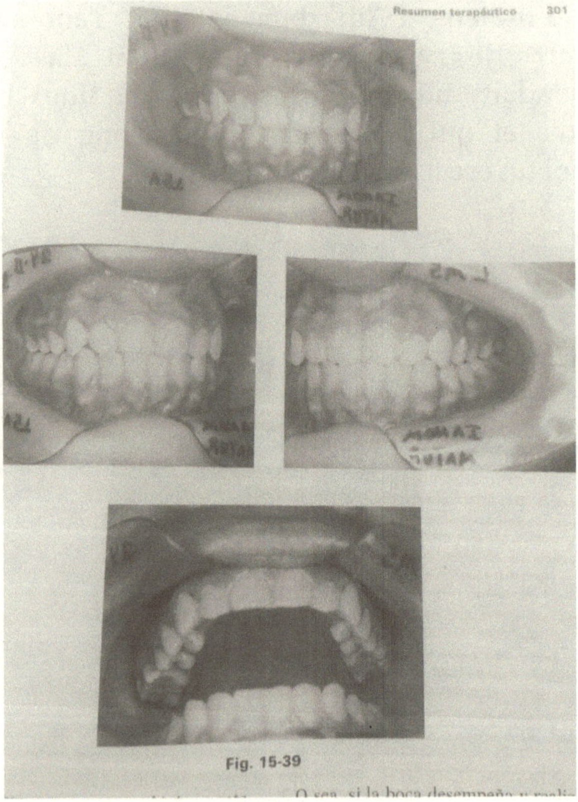

Fig. 15-39

Une bonne MASTICATION est quelque chose de capital pour garantir l'ÉQUILIBRE DE LA BOUCHE et l'ÉQUILIBRE POSTURAL physique comme énergétique. En permanence tout au long de la vie, l'os se résorbe et s'accroît en fonction des stimulations auxquelles il est soumis.

Quand les dents se sont rangées et équilibrées naturellement, elles ont beaucoup moins de risque de se carier. Les pressions qu'elles reçoivent au travers de leur triple ligament propriocepteur sont transmises à l'os qui s'équilibre à son tour. On voit au cours de la vie dans ces populations où la bouche est en équilibre, une apposition osseuse qui compense l'usure dentaire qui peut se produire au fil du temps, alors que malheureusement dans nos civilisations modernes où la bouche n'a pas trouvé son équilibre, on constate souvent une perte osseuse et des dents qui deviennent mobiles au cours du temps.

Quand la bouche est équilibrée, la déglutition et la respiration concomitantes permettent un massage et une oxygénation du cerveau, une stimulation du système endocrinien avec libération des endorphines de détente ainsi qu'une libération des sutures crâniennes.

Au niveau subtil nous pouvons, dans cet état de détente, recevoir les informations des plans de conscience supérieure et les ramener dans la matière, dans notre conscience corporelle : vivre ainsi en inspiration de soi à chaque instant

Je vous livre ici le témoignage de quelqu'un qui a pu l'expérimenter et cela après seulement un mois et demi de pratique :

« Personnellement j'ai pu avoir puis travailler avec la gouttière. Et les résultats sont juste fabuleux : ça relaxe, on se sent chez soi en vacances, c'est le mot qui m'est venu tellement le bien-être est global, ma parole s'est libérée, le débit est devenu plus fluide, plus rapide, ma voix a changé et du coup je me suis entendu dire des phrases plus longues, plus complexes, des idées plus élaborées, et je me suis sentie plus intelligente, je réalisais, j'exprimais un potentiel. En plus mes dents se sont alignées et rentrées, ma bouche est devenue plus harmonieuse et mon sourire plus esthétique et donc plus présent. Pour moi qui chante, tout ceci a été d'une grande importance. »

Une bouche fonctionnelle est le garant pour tout un chacun de pouvoir s'appuyer sur son équilibre interne tant physique que psychique, et donc de sortir des états d'épuisement où nous amène notre vie moderne. Observez la réalité : pour porter un objet lourd, bien sûr que nous avons besoin de la force de nos bras ! Mais surtout, nous avons besoin de nous caler à partir de cette articulation temporo-mandibulaire et de notre appui dentaire.

Beaucoup d'OPÉRATIONS esthétiques DU NEZ sont inutiles si l'on rétablit une respiration nasale correcte ainsi qu'une déglutition adulte. Les cloisons nasales déformées et les nez disgracieux retrouvent leur finesse et leur fonctionnalité.

J'ai toujours vu par ce travail que même des visages disgracieux du point de vue esthétique retrouvent une beauté, une luminosité de par cette harmonisation avec le corps énergétique. Car la fonction entretient l'organe et l'organe entretient la fonction.

Dans cette médecine de l'être, il est aussi important de ne pas figer les observations par un DIAGNOSTIC limitatif et destructeur inducteur de la maladie. On fait le constat des éléments en présence et on va s'appuyer sur l'énergie de vie pour restaurer les fonctions naturelles du corps rétablissant ainsi l'équilibre défaillant.

De tout temps j'ai eu l'intuition que le corps est naturellement SAIN et SAINT. Et là je le vivais avec mes patients. Ils avaient enfin un outil qui leur permettait de se ré-harmoniser en permanence et à leur rythme.

Et même si ce travail est plus efficace et plus ample pratiqué avec une gouttière de rééducation, n'importe qui peut trouver beaucoup de bienfaits à cet exercice basé sur la physiologie du corps. Le mettre en place consciemment quotidiennement permet d'avoir une ressource toujours disponible même quand les conditions de notre vie ne sont pas optimales et que nous devons puiser encore et encore dans nos réserves.

Quand on connaît ce travail, on a envie de placer des gouttières à tout le monde. En effet très peu de bouches dans notre civilisation moderne sont en place naturellement. Au cours de ma carrière, je n'en ai trouvé que quatre.

Les tensions au niveau de cette articulation temporo-mandibulaire jointes à des fonctions neurovégétatives déficientes ont de graves répercussions tant sur la bouche que sur l'ensemble du corps : usure prématurée des dents, caries, bruxisme, irrégularité des mâchoires et des dents, végétations, otites, migraines, douleurs articulaires, cervicales ou dorsales, usure des disques intervertébraux, problème d'audition ou d'équilibre, ronflement, apnée du sommeil, cauchemars, troubles du sommeil, aérophagie, constipation, trouble de la sphère digestive, terrain allergique, tensions psychiques, dépression.

Comme l'a démontré le Docteur De Cicco, professeur de l'Aquila dont les recherches sur l'occlusion amènent d'importantes nouveautés dans le domaine des maladies neuro-dégénératives ; le professeur De Cicco, qui travaille par ailleurs sur une thérapie contre le vieillissement cérébral (anti-aging), et qui vit depuis presque quarante ans à l'Aquila. Titulaire d'une chaire de Neurophysiologie trigéminale clinique à l'Université de Pise, et d'une d'Odontologie posturale et neuro-dysfonctionnelles à l'Université de Chieti-Pescara, il s'est engagé depuis longtemps dans l'étude de la relation entre l'occlusion dentaire et les maladies cognitives chez les jeunes et les adultes.

« *Le déséquilibre des muscles qui permettent à la mandibule de se serrer perturbe sérieusement les processus cognitifs, de l'attention et de la motricité.* »

Les travaux récents du professeur Vincenzo De Cicco ont démontré qu'un déséquilibre dans le complexe appareil musculaire de la mandibule est l'une des causes de la dégradation des processus cognitifs, qui peuvent mener jusqu'à des pathologies graves comme la maladie d'Alzheimer. Il s'agit là d'une découverte fondamentale dans la compréhension et l'approche curative des pathologies neuro-dysfonctionnelles causées par le déséquilibre des muscles masticateurs, comme on les appelle en langage scientifique.

Le Dr De Cicco vient d'opérer un tournant jusqu'à aujourd'hui inenvisageable sur les liens directs entre la mauvaise occlusion dentaire et le dysfonctionnement des neurones du Locus Coeruleus, la seule source de production de la noradrénaline dans le système nerveux central. Ses travaux scientifiques peuvent être consultés dans Pubmed, le circuit médical international.

« *Nous avons démontré* – explique le Dr De Cicco – *que la neurodégénération commence dans le Locus Coeruleus mais ce n'est qu'après de longues années qu'elle s'étend à tout le cortex cérébral. J'ai réussi à orienter mes recherches dans le but de démontrer l'influence de l'action des muscles masticateurs dans le Locus* ».

Selon le Dr De Cicco, « *le déséquilibre des muscles permettant à la mandibule de se serrer, observé grâce à un examen d'électromyographie de surface, procure une dégradation des processus cognitifs, de l'attention et de la motricité. En d'autres mots – ajoute-t-il – si la mastication n'a lieu que d'un côté, il n'y a que l'hémisphère correspondant qui s'hyperactive, donnant lieu donc à un déséquilibre. Pour cette raison, il est nécessaire d'enseigner aux enfants une mastication alternée, c'est-à-dire une fois à gauche, une fois à droite, en privilégiant de la nourriture avec une consistance plus ferme* ». Toujours selon le Dr De Cicco, « *c'est par des habitudes simples que l'on favorise un développement harmonieux de l'appareil dentaire, même chez les adultes, afin d'éviter une activation asymétrique des hémisphères cérébraux, qui est, comme largement démontré par les recherches en laboratoire, une condition favorable à l'apparition d'Alzheimer.* »

Mais tout cela peut se régulariser aisément en rééduquant cette articulation par le port de cette gouttière souple et la pratique consciente et active de cet exercice que nous verrons ultérieurement. Puis le fait de porter cette gouttière la nuit ou dans la journée en passif, quand nous faisons du sport quand nous lisons ou quand nous sommes devant un ordinateur sans avoir besoin de parler permet automatiquement de passer d'une respiration buccale à une respiration nasale, l'activateur faisant écran oblige le nez à assurer sa fonction de respiration nasale avec pour conséquence immédiate une meilleure oxygénation du cerveau. Ensuite, en fonction de l'investissement de chacun, on pourra aller plus ou moins loin dans la thérapie tant du point de vue dentaire que globale de l'individu.

L'expérimentation montre par exemple (graphique à l'appui) que les problèmes d'apnée du sommeil se régularisent complètement avec le port nocturne de l'activateur et cela sans appareillage lourd et coûteux.

Vous pouvez observer ci-dessous le graphique d'une personne souffrant d'apnée du sommeil (premier schéma) et la même personne dormant avec une gouttière activateur.

Le tracé se régularise parfaitement

La qualité du sommeil se restaure de soi même

Le sommeil du conjoint aussi, car il est très traumatisant pour celui qui dort à côté de la personne souffrant de cette pathologie d'entendre ces périodes de suspension de la respiration et de ne pas savoir si le rythme respiratoire va se rétablir

Graphique d'une personne en apnée du sommeil sans activateur (premier graphique) avec l'activateur second graphique. Cela parle de soi-même

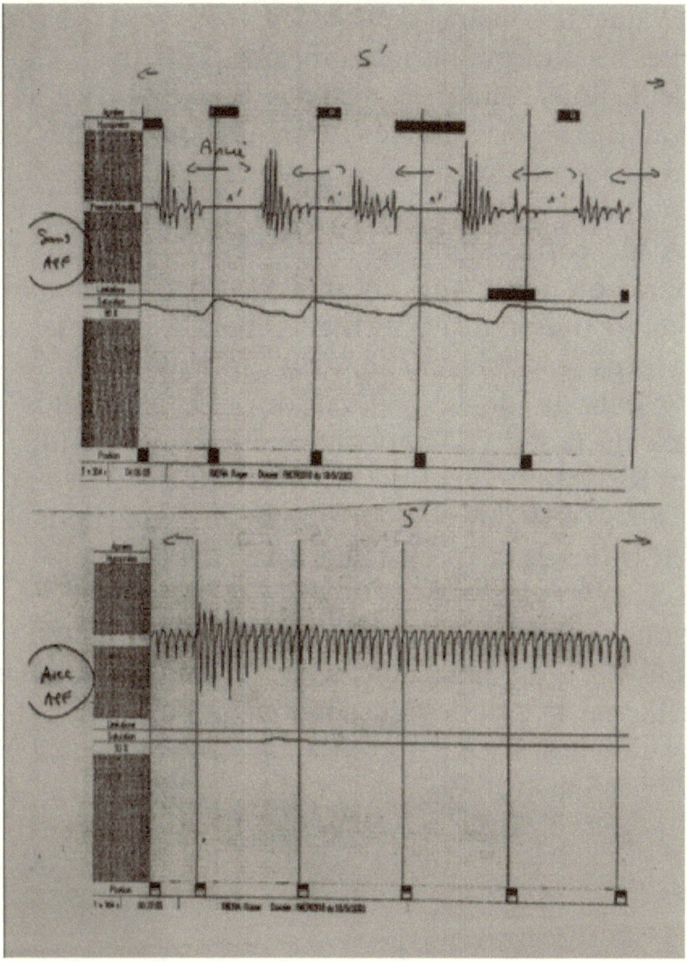

Comme les auberges espagnoles du siècle dernier, on n'y trouve ce qu'on y apporte. Cette thérapeutique est un outil extraordinaire pour nous ré-harmoniser avec la globalité de notre être, nos ressources cachées, nos possibilités encore endormies.

Il ne faut pas oublier que du point de vue neurologique moteur, la zone qui représente la bouche ainsi que les mains dans le cerveau sont les deux parties les plus importantes du corps humain.

Donc toute action au niveau de la bouche ou au niveau des mains aura des répercussions considérables pour l'amélioration de notre santé et notre vie.

En effet, la représentation du corps humain dans le cerveau correspond un tout petit homme très maigrichon avec une énorme bouche, une énorme mâchoire inférieure et des mains énormes. Tout le reste du corps est très menu, très gringalet comme le représente le dessin ci-joint de « l'Homonculus de Penfield » tant du point de vue moteur que sensitif.

En RÉTABLISSANT cet ÉQUILIBRE BUCCAL nous ÉLIMINONS une des CAUSES fonctionnelles MAJEURES de la FATIGUE et du STRESS.

Nous avons vu le fonctionnement structurel du corps. Essayons maintenant de découvrir comment fonctionne la physiologie interne de nos corps et en quoi elles influencent notre état de santé ou de mal-être et d'épuisement.

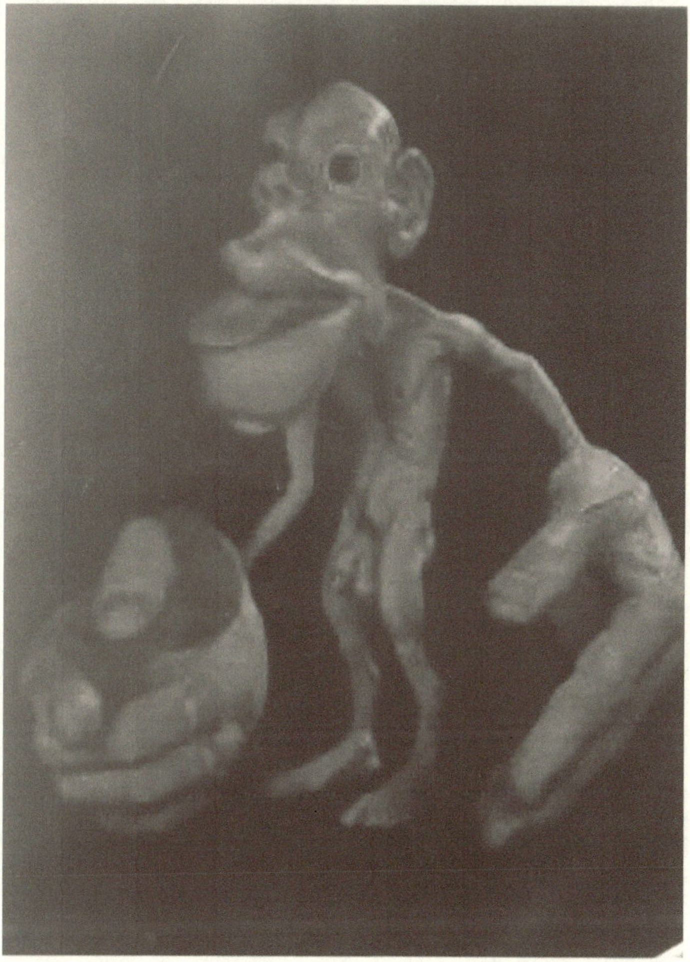

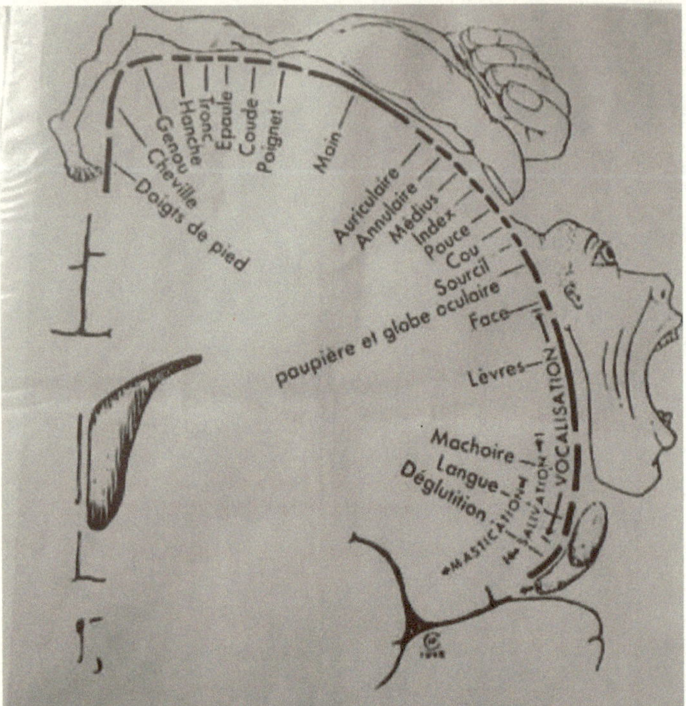

Figure 150△

Homonculus moteur (Penfield et Rasmusser 1957, p.57, figure 22)

ÉQUILIBRE GLOBAL DE NOTRE MOTEUR HUMAIN

Un corps est un ensemble de cellules par millions, par billions, par trillions et l'un comme l'autre ont les mêmes besoins.

SE NOURRIR
RESPIRER
ÉLIMINER

Si nos cellules vont bien, notre corps va bien.

Le sang nourrit nos cellules.

La lymphe expulse nos déchets.

Le volume du sang ne correspond qu'à 1/3 de celui de la lymphe.

L'élimination est donc trois fois plus importante que l'assimilation.

Pourquoi me direz-vous ?

Même au repos, un corps travaille.

C'est ce qu'on appelle le MÉTABOLISME DE BASE.

Dans chaque partie du corps, dans chaque organe, lui-même un ensemble de cellules organisées dans une même fonction, les cellules assimilent les nutriments et l'oxygène apportés par le sang et éliminent les déchets de ce travail.

Pour évacuer les déchets de son métabolisme basal, le corps comme les cellules ont besoin de fonctionner en milieu alcalin ou basique.

L'alcalinité du sang est une constante incontournable du corps Elle est toujours maintenue entre 7, 3- 7, 4.

Mais les déchets du métabolisme sont eux, toujours acides :

— Acide lactique de l'activité physique

— Acide phosphorique de l'activité mentale

— Acide urique de la dégradation des protéines...

Donc le travail des cellules pour éliminer cette ACIDITÉ est colossal car non seulement la cellule par son activité basale produit de l'acidité mais à cela s'ajoute toute l'acidité venue de l'extérieur : de notre alimentation inappropriée, de nos rythmes de vie aberrants, de notre manque de sommeil, des ondes électromagnétiques, de nos relations disharmonieuses, du stress.

Tout dans notre vie est acidifiant. Or la cellule a besoin en permanence de garder son ALCALINITÉ tant dans son milieu intérieur que dans son milieu extérieur. En effet nos cellules se renouvellent constamment, elles se détruisent et se renouvellent continuellement, c'est ce qu'on appelle la réplication cellulaire. Et pour se reproduire normalement, la cellule doit être saine dans des conditions optimales de fonctionnement, c'est-à-dire alcaline sinon elle se reproduit de façon aberrante et ce sont les pathologies telles que les tumeurs, les cancers ou les maladies auto-immunes.

Dans ces dernières maladies, la cellule est devenue tellement acide que le système immunitaire vient la détruire car il ne la reconnaît plus comme partie intégrante de l'organisme.

C'est donc une nécessité pour la cellule tant dans son milieu intracellulaire que dans le milieu extracellulaire l'entourant de maintenir cette alcalinité.

Quand elle n'y parvient plus c'est la CONGESTION c'est-à-dire l'accumulation de déchets acides.

La cellule ne peut plus être nourrie correctement, utiliser les nutriments et l'oxygène qu'elle reçoit du sang. Elle commence alors à fonctionner au ralenti. Puis ce sont les organes qui fonctionnent au ralenti, puis les systèmes d'élimination qui fonctionnent au ralenti. Et finalement c'est tout le corps qui s'essouffle, s'épuise et fonctionne au ralenti.

C'est pourquoi, même avec une bonne alimentation, si le corps est trop encombré, il n'arrive plus à éliminer ses déchets, il commence à s'essouffler et la fatigue se fait sentir.

Le biologiste Alexis Carel a démontré que les cellules sorties de leur milieu naturel pouvaient se maintenir en vie même privées de nourriture mais mourraient si les déchets de leur métabolisme n'étaient pas évacués.

L'accumulation de déchets empêche donc la bonne santé. Pour éliminer ses déchets le corps a quatre systèmes dit émonctoires :

- Le colon pour éliminer les déchets de la nourriture au travers des selles.
- Les reins éliminent via l'urine.
- Les poumons qui assurent le nettoyage et l'oxygénation du corps par la respiration.
- Et la peau par ses pores complète l'élimination rénale quand elle est insuffisante.

Les mécanismes de régulation dans le corps humain sont innombrables et très précis pour maintenir et rétablir notre Homéostasie.

Les symptômes : la douleur, les éruptions cutanées, la fièvre, les inflammations ne sont que les manifestations de la régulation du corps pour revenir à l'équilibre. Ce sont aussi des sonnettes d'alarme pour attirer notre attention sur un fonctionnement perturbé.

Le premier mécanisme de régulation est la DILUTION. En effet, si le terrain devient trop acide dans le corps grâce au cortisol, hormone issue des glandes surrénales qui va bloquer la fonction rénale pour éviter l'évacuation de l'eau par les reins, il s'ensuit un œdème qui va diluer les acides dans la zone concernée et limiter leur toxicité.

Le second mécanisme de régulation va pomper les minéraux présents dans les tissus pour neutraliser l'acidité du corps. Les ions acides se combinant aux minéraux présents dans ces tissus vont former des éléments neutres lesquels seront éliminés ultérieurement par les émonctoires. Le corps perd alors ses minéraux essentiellement l'ion CALCIUM.

Si c'est au niveau des artères, leurs parois vont s'affiner et risquer une rupture : c'est ce qu'on appelle une rupture d'anévrisme. Cela risque de provoquer par voie de conséquence une augmentation de la coagulation sanguine pour éviter que le sang se répande dans les tissus adjacents du fait de la faiblesse des parois des vaisseaux.

Si c'est au niveau des os, des dents, on assiste à de la DÉMINÉRALISATION d'où les caries, les pertes osseuses, l'ostéoporose.

Si c'est au niveau du tissu conjonctif, la peau se RIDE et perd sa souplesse, se rigidifie de par cette fuite calcique.

Si l'on n'apporte pas quotidiennement des minéraux vivants c'est-à-dire sous forme assimilable dans son alimentation, on épuise ses réserves.

Or la base des réserves de minéraux est la quantité héritée de notre mère à notre naissance et malheureusement, celle-ci s'affaiblit de génération en génération actuellement.

Le troisième mécanisme de régulation utilisé par le corps est la NEUTRALISATION des toxines par des éléments gras : enrober les toxines dans la graisse (triglycérides) pour pouvoir les neutraliser puis les transformer ultérieurement afin de les éliminer. Mais si l'apport de toxines continue par une alimentation inappropriée ou des conditions de vie non physiologiques, le corps finit par accumuler ces graisses sans pouvoir les éliminer.

Comme le disait Claude Bernard, père de la biologie moderne : « Le Terrain est tout ». Mais c'est vraiment un choix de vie qu'il nous appartient à chacun de poser. Comprendre que LA PRIORITÉ DE L'ALIMENTATION EST DE NOURRIR NOS CELLULES en leur apportant les nutriments indispensables pour accomplir leurs trois fonctions de nutrition, respiration, élimination.

Préserver ces trois fonctions au niveau cellulaire permet à nos organes de se maintenir en bonne santé et par voie de conséquence à notre corps de jouir d'une santé optimale à tous les niveaux. Car qui dit congestion au niveau de notre corps physique, au niveau de notre système digestif, dit aussi congestion au niveau de notre mental, au niveau de nos pensées, au niveau de notre psychisme.

Or dans notre monde en déséquilibre, l'alimentation est devenue souvent la compensation de nos émotions mal digérées, nous mangeons par rapport à l'affect, aux souvenirs de notre enfance, le plat de nos grands-mères pour compenser le mal-être ou suivant les perturbations de notre toxicité interne. Retrouver la connexion à notre corps devient une urgence car nous nous sommes souvent perdus dans notre tête ou notre mental et nous avons oublié de manger par rapport aux besoins réels et physiologiques de notre corps. Retrouver un état de pleine santé exige beaucoup de détermination, d'expérimentation et une compréhension globale de l'équilibre du corps en s'appuyant sur la physiologie de celui-ci afin de ne pas tomber dans un dogmatisme inefficace, sectaire et contre-productif. Ou des régimes opportunistes et déséquilibrés comme il en fleurit à longueur de saisons. Le mouvement hygiéniste tant en Europe qu'aux États-Unis est celui qui se conforme le plus aux besoins réels de notre physiologie et nous apporte de vraies réponses.

Quelle solution a tant de déséquilibres ?

Une seule s'impose : retrouver le carburant adapté à notre véhicule humain.

ALIMENTATION PHYSIOLOGIQUE

Au début de la genèse il est écrit :

Dieu dit à l'homme « Tu mangeras les FRUITS des arbres et les graines portant semences ».

Nous vivions dans le jardin d'Éden et nous avions des FRUITS et des PLANTES à profusion pour tous, humains comme animaux. Juste profiter de l'abondance du soleil, des fruits, de la beauté de ce jardin, de la gratuité de la vie, de sa plénitude.

Comme les grands singes dont le système digestif est semblable au nôtre, l'alimentation idéale de l'homme ce sont des fruits et des jeunes pousses crus tels qu'on les trouve dans la nature.

En effet LES FRUITS ET LES LÉGUMES CRUS SONT LES SEULS ALIMENTS ALCALINISANTS pour l'organisme. Les seuls qui permettent de rétablir l'alcalinité dans nos cellules et dont tous nos organes ont besoin pour fonctionner correctement.

Manger les aliments crus permet d'assurer à notre corps l'apport en vitamines, minéraux et oligo-éléments optimaux, sous forme colloïdale vivante directement assimilable par l'organisme.

Que cette alimentation soit de préférence biologique limite toute la chimie des pesticides perturbant nos équilibres corporels par sa toxicité.

Hippocrate nous disait : « Que l'aliment soit ta seule médecine. »

Cette vérité est plus que jamais d'actualité car nous avons perdu le sens de la nourriture et avons élaboré une alimentation qui n'a plus aucune relation avec la physiologie de notre corps.

On n'a jamais vu un animal sauvage se balader avec sa casserole au bout de la queue. Nous sommes les seuls mammifères ne respectant pas le mode d'emploi de notre machine humaine. Chaque espèce dans la nature respecte le carburant physiologique qui lui est propre et vit en bonne santé. Nous sommes la seule ayant tellement dénaturé notre carburant physiologique par la cuisson, par les mélanges, les additifs que nous sommes arrivés à un tel degré de maladie et de dégénérescence que nous le transmettons aussi à nos animaux de compagnie.

Pourquoi manger des aliments crus vivants ?

Une alimentation cuite entraîne lors de la digestion une LEUCOCYTOSE ALIMENTAIRE. Comme l'a démontré Kouchakoff en 1937, la dénaturation de l'alimentation par la cuisson entraîne une réaction immunitaire car il y a une modification de la structure de l'aliment par la cuisson. C'est-à-dire que l'ingestion de ces substances provoque dans l'organisme un état inflammatoire comme s'il y avait introduction dans le corps de substances toxiques, ce qui ne se produit pas avec une alimentation crue vivante. Cela se produit trois à cinq minutes après l'ingestion quand l'aliment atteint la paroi stomacale.

Ces aliments cuits pour être digérés vont mobiliser les globules blancs et les bactéries ainsi que la mise en œuvre de mécanisme régulation anti-inflammatoire grâce au cortisol lequel produit naturellement de la cortisone pour réguler cet état inflammatoire afin de limiter la dilatation des tissus jusqu'au nettoyage des déchets et le rétablissement des zones concernées.

Le langage populaire ne s'y trompe pas, on dit de quelque chose qui ne réussit pas : « c'est cuit. »

Au cours d'expérimentations menées au George Washington université Hospital, on a pu démontrer que le bien-être de nombreuses personnes dont les diabétiques et les hypoglycémiques dépendaient beaucoup du fait que la nourriture soit cuite ou crue. En effet, lorsqu'on administre 50 g d'amidon cru à des patients, leur taux de sucre dans le sang augmente seulement de 1 mg en une demi-heure avant de commencer à décroître. Par contre, avec de l'amidon cuit on observe une hausse dramatique de 56 mg en moyenne en une demi-heure puis une chute de 51 mg en une heure. Cela constitue une modification très importante du glucose sanguin. La principale différence entre l'amidon cuit et cru réside dans le fait que ce dernier apporte sa propre amylase et peut-être ainsi prédigérée dans l'estomac par les enzymes salivaires.

C'est ainsi que dans le diabète de type 2 une alimentation crue et pauvre en graisses s'est avérée être un traitement efficace. Avec ce type d'alimentation, les diabétiques bien suivis peuvent tout à fait arrêter des injections d'insuline ainsi que la prise de médicaments par voie orale.

De telles expérimentations confirment que le point essentiel pour préserver notre capital enzymatique et optimiser notre santé est de manger CRU. C'est la meilleure alimentation qui puisse être pour tous les êtres humains. Les animaux sauvages ne souffrent pas de maladies dégénératives chroniques comme la plupart des humains ou des animaux domestiques. Il est frappant de constater qu'à l'inverse de la grande majorité des hommes, toutes les autres espèces sans exception mangent cru et l'on peut observer que lorsque les animaux sont nourris avec des aliments cuits, ils souffrent eux aussi de maladies chroniques dégénératives.

Une alimentation inappropriée correspond toujours pour l'organisme à une agression comme le ferait une blessure ou une coupure nécessitant l'intervention de notre système anti-inflammatoire. Si l'état inflammatoire persiste dans l'organisme du fait d'une sur-stimulation par notre alimentation délétère, notre mode de vie, nos rythmes de vie, l'abus du café, on aboutit à un épuisement des surrénales. Nos glandes surrénales ne peuvent plus produire assez de cortisol pour réguler et on arrive à l'état de fatigue chronique pouvant conduire jusqu'au burn-out. Tout le système de régulation déclare forfait.

Quand on a atteint cette extrémité, il est vraiment nécessaire de recharger nos batteries qui sont complètement vides, à plat. Seuls le repos, l'exposition au soleil, une activité modérée pour récupérer l'énergie nécessaire jointe à un carburant correct (l'alimentation alcalinisante), permet de retrouver un fonctionnement normal du corps.

Cela peut exiger un temps considérable quand on a dépassé certaines limites. On ne se rend pas toujours compte de l'état inflammatoire qui est le nôtre ou de notre état de fatigue, et même le sachant, tant qu'on n'a pas cette compréhension globale, on ne sait pas toujours comment y faire face.

Or tout comme les animaux nous sommes dotés d'un INSTINCT ALIMENTAIRE qui nous indique l'aliment dont nous avons besoin par notre ODORAT. En effet l'aliment dont nous avons besoin se met à sentir divinement bon et son odeur se détache souvent de celle des autres.

Ensuite la quantité est déterminée par le GOÛT. En effet le goût change quand le besoin est saturé. Un ananas suave et délicieux va devenir acide, une fraise âpre, un kiwi piquant quand le besoin est saturé et vous ne pouvez dépasser la quantité à ingérer. C'est ce qu'on appelle l'aliesthésie gustative. C'est un mécanisme très précis au niveau de la bouche et si vous tentez de le dépasser vous risquez de ne plus pouvoir manger pendant quelques jours tant l'irritation peut être importante. Mais l'instinct alimentaire ne marche qu'avec les produits originels tel qu'on les trouve dans la nature. Il ne fonctionne pas avec les aliments mélangés ou cuits ou transformés.

Il fonctionne un ALIMENT À LA FOIS.

Si vous observez un chien au cours de sa promenade en fonction de ses besoins, il va manger telle ou telle feuille, telle ou telle plante l'une après l'autre ; c'est ainsi que fonctionne l'instinct.

Un enfant élevé de cette façon va être enraciné dans son ressenti, il pourra faire confiance à ses besoins et y répondre quel que soit son environnement. Ce n'est plus la mère qui dicte ce dont il a besoin, mais il le ressent de l'intérieur. J'ai vu ma fille d'un an manger du poireau, des oignons qu'elle avait choisis sur le plateau de légumes et de fruits à sa disposition. Je n'aurais jamais pensé offrir cela à une enfant d'un an mais son instinct l'avait guidé vers ce dont elle avait besoin.

Dominique Cuyot raconte comment il s'est guéri d'une sclérose en plaques par cette alimentation vivante et instinctive.

En s'éloignant des tropiques de par l'évolution de la Terre, l'homme n'a plus trouvé autant de fruits à sa disposition. Il a donc été tenté d'utiliser d'autres aliments et même de cuire ces aliments pour les rendre plus attractifs. Mais est-ce pour autant qu'il peut les assimiler ? Qu'ils correspondent au cahier des charges du fonctionnement optimum du corps humain ?

Même si le corps a dû s'adapter à ces molécules inappropriées pour survivre, petit à petit s'est installée la Maladie tant physique que psychique car ces molécules ne correspondent pas au mode d'emploi physiologique originel de la machine humaine.

Regardez ce qui se passe chez un petit enfant dont la force vitale est encore intacte : il fait de courtes maladies aiguës avec souvent beaucoup de fièvre, élimination des toxines sous forme diverses et après, il est en pleine forme, il a souvent grandi. Sa force vitale étant encore puissante, elle permet aux mécanismes régulateurs de son organisme d'éliminer les déchets puissamment et rapidement. Avec le temps, si l'on continue d'apporter une alimentation qui n'est pas adaptée pour la physiologie, si l'on continue de vivre dans l'irrespect de nos rythmes biologiques, la force vitale va petit à petit diminuer. Elle n'aura plus la force de faire des maladies aiguës rapides pour éliminer les déchets et l'on passera à la chronicité en fonction du terrain. Cela donnera telle ou telle pathologie plus ou moins grave. Et l'on trouve ça normal car on a oublié ce que c'était que de vivre en bonne santé tant physiquement que psychiquement. Les mécanismes régulateurs de notre corps sont très puissants et efficaces pour restaurer en permanence notre homéostasie mais si nous continuons dans l'irrespect de notre mode d'emploi physiologique, de notre alimentation physiologique, alors survient réellement la maladie grave sous toutes les formes dégénératives qu'elle présente.

Imaginez que vous ayez décidé de ne pas sortir vos poubelles une journée puis une semaine puis un mois puis un an et bien voilà ce qu'il en est de la santé et de la maladie. Notre corps devient petit à petit un local poubelle oublié des éboueurs dont les odeurs et les putréfactions envahissent l'espace environnant.

L'autre aspect capital de l'alimentation vivante concerne les ODEURS CORPORELLES. Une alimentation inadéquate provoque l'accumulation de déchets dans notre système digestif entraînant des fermentations responsables de la mauvaise haleine, de selles nauséabondes ou de transpiration désagréable. Guy Claude Burger raconte lors de la découverte de l'instinctothérapie, comment la consommation de macarons aux amandes dans son alimentation crue se décelait dans sa transpiration par une odeur d'amandes amères qu'il n'avait absolument pas en consommant des amandes crues même en grande quantité. La cuisson introduit dans le corps des molécules inappropriées à notre génome humain qui peuvent ressortir des années après que nous eûmes cessé de les ingérer si nous adoptons une alimentation vivante.

Mais il est capital de se souvenir que la chlorophylle des végétaux est très sensible à la chaleur. Celle-ci va la disloquer. Il faut donc la rechercher dans les végétaux verts, frais, crus, vivants, le moins transformés possibles pour profiter de tous leurs bienfaits.

La PASTEURISATION est une catastrophe du point de vue de la physiologie. Non seulement elle détruit la plus grande partie des enzymes, vitamines et de certains facteurs nécessaires à la digestion et donc la santé, mais elle provoque des modifications dans les aliments concernés, la formation de lipides oxydés et de protéines toxiques en changeant leur structure.

Dans les années 1940, un grand clinicien américain, le Docteur POTTINGER, a nourri un groupe de chats avec un régime contenant du lait cru, de la viande crue et de l'huile de foie de morue. Trois autres groupes de chats recevaient à la place du lait cru, soit du lait pasteurisé, soit du lait concentré sucré, soit de la poudre de lait. Les résultats de l'essai furent étonnants et probants. Ceux qui étaient au lait cru se portèrent à merveille et vécurent longtemps, en bonne santé, actifs et sans aucun symptôme de maladies dégénératives pendant 4 générations. Ceux au lait pasteurisé contractèrent des affections aiguës (vomissements, diarrhées) et succombèrent à cause de toutes les sortes de maladies dégénératives qui sont le lot de nos contemporains, bien qu'ils aient reçu viande crue et huile de foie de morue. À la troisième génération, la majorité des chats étaient stériles et présentaient des troubles de comportement antisociaux. Les essais de Pottinger sur les chats donnent une grande leçon, simple mais profonde pour tous ceux qui sont atteints des nouvelles « maladies de la civilisation ». Les aliments préparés, ces aliments « morts » pour ainsi dire, ne sont pas capables de maintenir la vie convenablement, ni de donner une société qui marche bien et où l'on soit heureux. Il faut que nous revenions à la consommation d'aliments frais, complets, non transformés NON PASTEURISÉS.

Personnellement j'adore ce plat espagnol cette soupe froide qu'on appelle le gaspacho je me la fais régulièrement avec des tomates du basilic du poivron et des concombres sans le pain de la recette originale.

Une grande marque de distribution espagnole l'a fabriqué en briques cartonnées disponibles toute l'année et son goût est excellent. Même les fins gourmets espagnols l'apprécient.

Moi-même j'en ai apprécié la saveur. Et je ne comprenais pas pourquoi j'avais une gêne pendant un certain temps après son ingestion jusqu'au jour où j'ai réalisé que la pasteurisation pour sa conservation perturbait ma digestion et ne convenait pas à ma sensibilité.

Comme pour les chats de Pottinger, la pasteurisation entraîne une modification cellulaire des aliments qui les rendent impropres aux critères et impératifs de notre physiologie.

Les travaux du Dr WESTON PRICE dentiste de Cleveland sont d'une importance capitale pour éclairer notre compréhension. En effet entre les années 1920 à 1940, celui-ci a parcouru le monde entier en observant les populations dites primitives c'est-à-dire restées en dehors des voies de communication modernes. Des vallées reculées de la Suisse aux esquimaux, aux Indiens d'Amérique du Nord ou du Pérou, aux Hawaïens, aux Polynésiens, aux Aborigènes d'Australie, aux Maoris de Nouvelle-Zélande, ces populations avaient gardé une alimentation traditionnelle. Ces alimentations traditionnelles riches en aliments vivants (fruits, légumes, coquillages crustacés, poissons et même viande souvent séchée ou conservée dans l'huile) leur permettaient de maintenir naturellement un état de santé optimum, une immunité incomparable qui les préservait des caries dentaires, des inflammations gingivales mais plus encore. Cette alimentation permettait à leur structure osseuse de se développer parfaitement et en particulier leurs arcades dentaires avaient la place d'accueillir toutes leurs dents parfaitement alignées, et se maintenaient dans cet état d'alignement et de santé tout au long de la vie. Photographies et mesures des arcades dentaires à l'appui, il nous montre comment l'alimentation raffinée de l'homme blanc détruit immédiatement cet équilibre. En effet on peut observer dans une même fratrie, dès l'introduction de l'alimentation raffinée chez les parents, une baisse immédiate de l'immunité chez les enfants. Elle se traduit par des modifications de la structure du crâne, un allongement de la face, une déformation du nez, un rétrécissement des arcades dentaires et une baisse de l'immunité systématique.

Les dents n'ont plus la place de sortir harmonieusement les unes à côté des autres et commencent à se chevaucher.

Pour Weston Price ces perturbations sur le plan de la structure physique s'accompagnent malheureusement de perturbations sur le plan psychique. Ces populations étaient joyeuses, bienveillantes. Elles n'avaient besoin ni d'asiles, ni de prisons. Elles n'étaient ni asociales ni irresponsables. La dégénérescence qu'introduit l'alimentation raffinée ne touche pas seulement les malformations physiques, en particulier celle de la face et des arcades dentaires, mais elles affectent mentalement et moralement la personne. Mais, bonne nouvelle, quand des indigènes retournent à leur alimentation traditionnelle, les cavités ouvertes des caries ont cessé de progresser et les enfants conçus et nés à partir de ce moment-là avaient à nouveau de parfaites arcades dentaires et aucune carie. Ces alimentations indigènes partageaient plusieurs caractéristiques identiques. Aucune ne contenait d'aliments raffinés ou dévitalisés tel que le sucre et les farineux, aliments en conserve, lait pasteurisé ou lait écrémé, et les huiles végétales raffinées et hydrogénées. Toutes contenaient ces vitamines K 2 A et D. Pour le DR Price ces catalyseurs sont indispensables à une bonne absorption des minéraux et assimilation des protéines. Le Dr Price considéra ces vitamines liposolubles comme étant le composant clé de ces saines alimentations. Il nomma ces nutriments « activateurs » car sans eux l'assimilation de tous les autres nutriments de notre alimentation n'est pas possible. Presque toutes les alimentations étudiées contenaient des produits animaux mais ces animaux étaient sauvages ou élevés en plein air, et se nourrissaient exclusivement des aliments naturels qu'ils consomment depuis la nuit des temps. Les céréales et légumineuses sont toujours mises à tremper, germées ou fermentées avant consommation. Cela permet de neutraliser les inhibiteurs d'enzymes, l'acide phytique et autres antinutriments qu'ils contiennent. Certains aliments sont consommés cuits, mais une grande partie du repas est toujours composée d'aliments crus, y compris en ce qui concerne les produits animaux. Leur alimentation est très riche en enzymes alimentaires et bonnes bactéries provenant d'aliments frais locaux (légumes, herbes, fruits, boissons, produits laitiers non pasteurisés, épices...) ou lacto-fermentés.

Retrouver la santé, c'est rentrer en adéquation avec les besoins réels de notre corps, arrêter de lui nuire par une alimentation délétère et des modes de vie pervers.

La compulsion alimentaire disparaît complètement avec la nourriture adéquate, en effet quand la cellule est réellement nourrie il n'y a plus cette quête permanente du corps comme une tête chercheuse pour trouver comment combler ses besoins.

Dans le corps s'installe alors une paix, une tranquillité inégalée. Au niveau du corps physique, la seule maladie est la CONGESTION provoquée par la toxicité des aliments inadaptés au génome humain. Ingérer ces aliments entraîne une DÉMINÉRALISATION de tout notre corps : dents, os, ongles, tissu conjonctif ainsi que l'épuisement du système nerveux et glandulaire.

Revenir à la santé nécessite de pouvoir éliminer cette congestion, cette toxicité installée dans le corps.

Et cela par une surabondance de fruits et de légumes : les fruits afin de dissoudre cette toxicité et les légumes pour reminéraliser le corps.

Mais quelquefois le corps est tellement encrassé qu'il a du mal à profiter des bienfaits des fruits et légumes. Il est intéressant à ce moment-là de les assimiler sous forme de JUS dans lesquelles on retirera complètement les fibres.

Les nutriments seront assimilés comme une transfusion sanguine à l'état pur pouvant être passés directement au niveau de la cellule via le sang sans passer par le système digestif. Je me souviens quand j'ai commencé à mettre en place dans ma vie l'apport des jus de fruits et de légumes avoir ressenti une vitalité accrue, une vibration augmentée au niveau cellulaire. C'était comme une danse au niveau de mes cellules.

L'apport des jus de fruits de légumes sera aussi capital pour la FEMME ENCEINTE et la femme qui allaite.

En effet cette période de la vie sollicite au maximum les réserves minérales de la femme auxquelles s'ajoute la fatigue, le manque de sommeil. Seul un apport massif de minéraux permettra de limiter la déminéralisation et de limiter l'acidification afin de donner au corps les éléments nécessaires pour assumer le surcroît de travail hormonal et nerveux comme le partage le Docteur Gabriel Cousens :

« *Sur les vingt-cinq dernières années de pratique de santé holistique, j'ai vu quantité de femmes qui n'ont jamais récupéré du stress biologique de porter un enfant. Elles restent souvent affaiblies énergétiquement, émotionnellement et déprimées avec un épuisement de plusieurs parties de leur système endocrinien et un fonctionnement déficient de leur système immunitaire. Il est étonnant de constater avec quelle rapidité elles s'améliorent et restaurent leur système immunitaire avec une alimentation correcte. Presque toutes ces femmes sont allées chez de nombreux médecins sans recevoir aucun soulagement à leur état. C'est un syndrome auquel il n'est pas prêté beaucoup d'attention dans la littérature. C'est un problème qui devient d'autant plus prononcé que la qualité des modèles d'alimentation de notre culture en général, et des modèles d'alimentation prénatale en particulier, s'éloigne de la grande qualité d'une alimentation biologique, complète et naturelle.* »

De la même façon, Weston Price a noté que tous les peuples étudiés ont fourni des aliments spéciaux pour les futurs parents – à la fois à la mère et au père avant la conception et à la femme pendant la grossesse — aussi bien qu'aux enfants en pleine croissance. Ils pratiquaient l'espacement des naissances pour que les mères puissent remplir les réserves en éléments nutritifs pour les enfants à venir. Avant tout, ils faisaient attention à transférer leur sagesse nutritionnelle à la jeunesse, ce qui assura la santé des futures générations. Une telle sagesse contraste fortement avec les pratiques des parents actuels qui apportent à leurs enfants des aliments raffinés et très édulcorés.

Quand j'étais étudiante, on me photographiait la bouche car on trouvait que mes gencives correspondaient à des gencives en parfait état. À partir du moment où j'ai été enceinte, je n'ai jamais retrouvé cet état de santé. Maintenir ma bouche saine était un effort permanent d'hygiène rigoureuse et d'équilibration. J'arrivais à soigner la bouche de mes patients et à les aider à retrouver leur état de santé mais la mienne me rappelait à l'ordre et me faisait comprendre qu'il y avait encore quelque chose à trouver. Ce mécanisme d'acidification de l'organisme sous l'action de la fatigue, du manque de sommeil, de la déminéralisation chez la femme enceinte ou allaitante n'est pas compris et jamais pris en compte.

De la même façon, l'institut Gerson aux États-Unis soigne depuis plus 50 ans avec succès des CANCERS en phase terminale ainsi que beaucoup de maladies dites de civilisation. Il le fait essentiellement avec l'ingestion d'une douzaine de verres de jus de fruits ou de légumes par jour et des lavements. En quelques jours de ce régime, les malades peuvent abandonner tous leurs médicaments et retrouver une santé qu'ils n'ont jamais connue. Seul le maintien, après leur guérison, de cette alimentation physiologique leur permet de continuer à jouir d'une santé optimum.

Car bien que nous disposions d'une abondance de nourriture, nous sommes tous DÉNUTRIS au niveau CELLULAIRE et il est nécessaire de renourrir notre corps jusqu'au cœur de nos cellules. Car rappelez-vous, quand les cellules vont bien, le corps va bien !

La DÉSHYDRATATION que nous ressentons parfois n'est en fait qu'une déminéralisation au niveau de nos cellules, au niveau de nos organes, au niveau de l'ensemble de notre corps. Et il n'est pas toujours judicieux de boire des quantités d'eau car notre véritable besoin est de nous reminéraliser c'est-à-dire d'apporter à la cellule les minéraux et l'oxygène dont elle a besoin pour se nourrir et expulser ses déchets. C'est là que les jus sont la solution parfaite pour nous réhydrater et combler nos vrais besoins c'est-à-dire ramener le corps vers l'alcalinité par neutralisation de notre acidose. L'apport quotidien de jus vert et donc de minéraux permet à certaines zones du corps qui ont tendance à s'assécher de retrouver toute leur souplesse, leur épaisseur leur texture en particulier la zone des coudes qui a tendance à s'affiner et devenir plus rêche au cours des années. De la même façon, on voit comment une peau bien nourrie, bien oxygénée par l'apport de minéraux quotidien, se retonifie, les rides s'atténuent littéralement, cela en est même impressionnant. Personnellement, je sens vraiment en profondeur ce travail cellulaire en particulier au niveau de la peau de mon visage les aliments cuits ou le sel ou le sucre raffiné font comme une crispation juste au niveau de la peau de mon visage comme un grignotage de mes fibres de collagène par l'acidification qu'ils introduisent. Et c'est immédiat après l'ingestion.

J'ai toujours observé pour ma part qu'en mangeant cru, je n'ai jamais soif l'eau de ces aliments me suffit, plus quelques verres d'eau citronnée le matin, alors que si je fais un repas contenant des aliments cuits j'ai soif et besoin de diluer cette nourriture pour la digérer.

Mais si l'alimentation est le carburant de notre moteur humain, il est nécessaire de rééquilibrer aussi notre énergie pour rétablir l'épuisement de nos systèmes endocrinien et nerveux, pilier de notre bonne santé.

Le REPOS, LE SOMMEIL (pour recharger nos batteries et nous reconnecter au plan subtil de notre être) sont indispensables et nous les négligeons trop souvent. Personnellement j'ai toujours joui d'une qualité de sommeil extraordinaire mais je m'aperçois en observant autour de moi que la qualité et la quantité de notre sommeil est largement influencé par notre type d'alimentation. L'exposition au SOLEIL pour faciliter l'élaboration de la vitamine D est un autre facteur de récupération ainsi que l'ACTIVITÉ PHYSIQUE pour augmenter notre sérotonine et nos neurotransmetteurs de détente et mobiliser notre lymphe. C'est une composante incontournable, chacun à sa mesure et à son rythme.

Le MASSAGE : le petit d'homme a besoin dès sa naissance du contact peau à peau pour maturer son système nerveux. Le massage de soi-même à soi-même ou avec une autre personne permet aussi de faciliter les échanges dans la relation, dans notre corps et l'augmentation de notre sérotonine et nos endorphines de détente pour faire circuler la lymphe et stimuler notre système nerveux. Se masser chaque jour nous permet aussi de reprendre contact avec nous-même, avec notre corps, de retrouver nos sensations, nos perceptions notre ressenti souvent négligé par la vie moderne.

L'utilisation des PLANTES MÉDICINALES dont les propriétés peuvent permettre de réguler les fonctions déficientes de notre corps est aussi un outil important à notre disposition sur le chemin de la récupération.

Les HUILES ESSENTIELLES sont aussi très intéressantes à utiliser dans cette ré-équilibration mais arrêtons de croire au remède miracle qu'il soit naturel ou chimique. La panacée n'existe pas il n'y a pas de pilule miracle.

Le corps humain est un tout vibratoire. A un aller correspond toujours un retour, le corps est toujours dans un mouvement subtil qui le soutient : le mouvement de son corps énergétique et ce n'est qu'en rétablissant l'équilibre global et la connexion avec ses autres corps que l'on peut retrouver la santé.

Les COMPLÉMENTS ALIMENTAIRES ne sont pas non plus adaptés, en effet ils viennent par l'apport massif d'une substance donnée perturber le travail très précis de régulation et d'équilibre naturel du corps.

Cela confirme les paroles d'Hippocrate : « Que l'aliment soit ta seule médecine. »

Les BAINS DE MER sont aussi un formidable outil de régénération quand on peut les pratiquer.

Un corps humain en santé est une merveille d'auto ajustement permanent de ses mécanismes régulateurs à condition que nous lui fournissions le bon carburant et nous respections son fonctionnement.

Le deuxième principe du mode de fonctionnement du corps humain est écrit dans la Bible : travailler six jours et le REPOS du septième jour.

Les études ont montré que l'hormone majeure régulatrice de l'ensemble du système endocrinien est le CORTISOL élaboré par nos glandes surrénales. Comme l'explique le docteur Dejardin dans sa thèse de médecine, celui-ci a un cycle de fonctionnement de six jours et nécessite un jour de repos pour assure le bon fonctionnement des glandes surrénales d'où la nécessité du repos hebdomadaire*.

À la vue de ses principes, qu'en est-il des différents composants de notre alimentation moderne ?

ALIMENTATION MODERNE

Passons en revue les différents éléments de l'alimentation humaine habituelle.

Le SUCRE des fruits est vraiment l'alimentation de base de l'être humain car il est directement assimilable par l'organisme. Par contre, tous les SUCRES RAFFINÉS concentrés du sucre blanc au sucre complet, les sirops de blé ou de maïs, le sirop d'érable, sirop de glucose, tous les sucres chauffés sont vraiment à éviter ainsi que les produits qui en contiennent telles les confitures et les glaces industrielles.

Ils sont grandement responsables du déséquilibre de la glycémie dans le sang ainsi que des caries ou de l'inflammation gingivale et font le lit du diabète et de l'obésité.

D'autre part, les études de laboratoires ont démontré que des rats cocaïnomanes quand on leur présentait du sucre raffiné délaissaient la cocaïne pour devenir dépendant au sucre. C'est dire la toxicité de cette substance malheureusement rajoutée dans nombreux plats de l'alimentation industrielle, conserves et desserts ou crèmes glacées.

Une étude réalisée par l'école de santé publique de Harvard et publié le 22 juin 2015 dans le journal Circulation évalue à 184 000 le nombre de décès dans le monde liés à la consommation de BOISSONS SUCRÉES, boissons aux fruits et de boissons pour sportifs et soda. Selon eux, ces boissons seraient à l'origine de 133 000 décès par maladies cardio-vasculaires, 6 000 décès par cancer, 78 % de ces décès interviendraient dans les pays pauvres. Le record de décès dus aux boissons sucrées serait enregistré au Mexique (318 par million). Le taux le plus bas se rencontrerait au Japon (10 par million). Les Français consommeraient en moyenne 25 L de jus de fruit et près de 56 L de soda chaque année. L'étude évalue à 2000 le nombre de décès annuels liés à la consommation de boissons sucrées dans notre pays.

Et les CÉRÉALES ?

Sous forme germée ou sous la forme de jeunes pousses, les céréales peuvent être assimilées par l'organisme humain. Néanmoins, tout comme pour les protéines, les longues chaînes carbonées dont sont constituées les céréales perturbent l'équilibre de la glycémie et leur régulation exige du foie et du pancréas un travail colossal.

Quant aux légumineuses, le corps a toujours du mal à élaborer la cellulose dont sont constituées les légumineuses (comme les lentilles, pois chiches fèves). Nous ne sommes pas des granivores. Ce n'est pas pour nous, un aliment de premier choix.

Et si elles ne sont pas mastiquées au maximum, elles sont éliminées sous forme de déchets, ce qui augmente encore la charge à évacuer par les intestins et nous les retrouvons intactes dans les selles.

Quant à la forme cuite, elle est parfaite comme colle à tapisserie mais impropre pour l'organisme humain.

En effet les déchets du métabolisme des céréales viennent tapisser les parois de notre intestin empêchant l'assimilation de nos nutriments ainsi que l'élimination correcte de nos déchets au niveau de nos microvillosités intestinales.

Pour la petite histoire, les études archéologiques ont montré que la muraille de Chine était constituée de pierres collées entre elles par un ciment à base de riz.

Il faut comprendre que la nourriture cuite n'est pas de la nourriture c'est du remplissage pour donner l'illusion que l'on se nourrit. Elle a perdu toute sa vitalité, ses vitamines, ses minéraux tout ce qui permet à notre corps de fonctionner tant physiquement que psychiquement. Les macronutriments que l'on trouve dans la nourriture cuite finissent par transformer nos corps en poubelle du fait de l'accumulation de nourriture inappropriée que nos cellules vont avoir beaucoup de difficultés à assimiler ou éliminer. Et comme on n'est pas nourri au niveau cellulaire, c'est pour cela que quelque part on a toujours faim, nos cellules ont besoin de nutriments appropriés et efficaces pour leur permettre d'accomplir leurs fonctions de nutrition d'élimination et de respiration.

Dans ce diagramme, Weston Price nous montre comment la qualité de notre nourriture s'est dégradée au niveau des minéraux et des vitamines par rapport à l'alimentation traditionnelle. L'alimentation traditionnelle était quatre fois plus riche en minéraux que notre alimentation moderne mais surtout 10 fois plus riche en vitamines liposolubles A D E K ce que Weston Price considère comme un catalyseur incontournable dit facteur d'accélération.

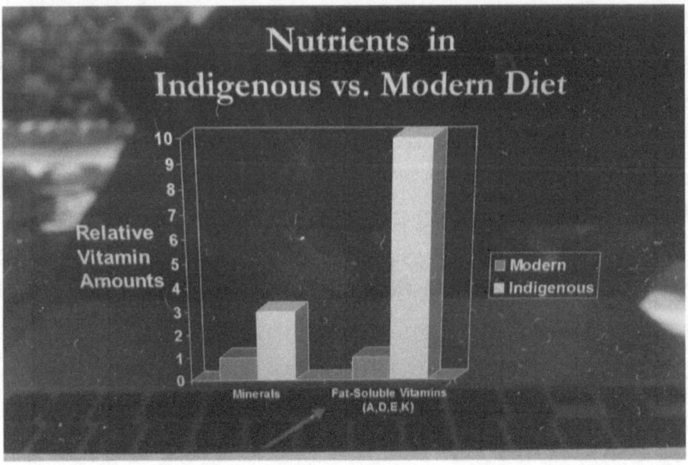

Et ne parlons même pas des céréales contenant du gluten qui sont devenues un poison majeur pour l'organisme (blé, orge, épeautre, avoine, seigle).

Les multiples transformations de ces céréales au cours du temps les ont rendues complètement impropres à l'assimilation humaine, nous y reviendrons ultérieurement.

Comme le fait remarquer Thierry Casasnovas, les céréales à base de gluten contiennent une double liaison soufrée qui les apparentent au caoutchouc. Alors, si cette liaison est extraordinaire pour la résistance des pneumatiques qui composent les roues de nos véhicules, elle n'a que faire pour la nutrition de nos cellules et de nos corps.

Je me souviens quand je prenais toutes les semaines l'avion, il m'est arrivé de prendre des petites galettes bretonnes offertes avec la boisson Dans les cinq minutes qui suivaient je ressentais un état dépressif pointer son nez — facile à juguler en étant attentif — ainsi qu'un malaise au niveau digestif même si le goût pouvait en être agréable. Sortir de la dépendance aux céréales et aux sucres demande un effort et une remise en cause de nos habitudes culinaires, de nos formatages affectif-gustatifs.

De plus, si l'on observe les étiquettes de la nourriture industrielle ou préparée, même biologique on s'aperçoit que les fabricants rajoutent du sirop de blé dans beaucoup de préparation industrielle d'où tous ces problèmes allergiques que nous retrouvons actuellement dans la santé humaine.

Qu'en est-il des PROTÉINES ?

De par l'acide chlorhydrique contenu dans notre estomac, nous pouvons assimiler physiologiquement des protéines animales en petite quantité à condition qu'elles soient mangées crues et que les animaux soient nourris correctement avec une alimentation physiologique et non pas des farines comprenant un certain nombre d'aliments inappropriés. Mais leur assimilation produit néanmoins beaucoup d'acidité et de déchets d'autant plus qu'elles sont ingérées le plus souvent cuites, ce sont ces fameuses molécules de Maillard issues de cuisson à hautes températures qui les rend inassimilables par notre système digestif.

Le corps humain en réalité a besoin de peu de protéines extérieures, il en a suffisamment à sa disposition par le catabolisme du renouvellement cellulaire combiné aux protéines contenues dans les fruits et les légumes. C´est largement suffisant pour rétablir et maintenir un organisme sain

D'autant plus que les protéines de la viande ou autre produits animaux sont des molécules complexes c'est-à-dire de longues chaînes d'acides aminés qui vont obliger le corps à un travail considérable pour être assimilé par l'organisme. La surconsommation de viande ou de protéines animales dans notre alimentation moderne entraîne une acidification considérable de notre organisme ce qui lui est hautement préjudiciable.

Je me souviens il y a plus de 35 ans avoir par deux fois à un an d'intervalle, alors que je mangeais déjà essentiellement une alimentation végétarienne, avoir déclenché un panaris sur le majeur de ma main droite avec chaîne ganglionnaire indurée jusqu'à l'aisselle. La cause en avait été la même : l'absorption de poisson cuit.

Une fois c'était à Amsterdam et l'autre fois à Barcelone.

Néanmoins certains organismes épuisés peuvent éprouver le besoin de continuer à manger des protéines animales tant que leur propre organisme n'est pas en mesure d'élaborer en quantité suffisante ses propres hormones. Il est alors préférable de manger les protéines animales sous forme crue et biologique directement bio disponible.

Coquillages, poisson ou viande crue en carpaccio ou à la tahitienne. ou bien séché comme la viande des Grisons

LE SOJA quant à lui est vraiment inadapté au génome humain même sous forme biologique c'est se tuer à petit feu constatent un certain nombre de spécialistes car il entraîne beaucoup de problèmes : pertes de mémoire, alopécies... Mais surtout une perturbation de notre système endocrinien une accélération de la puberté. Certains enfants même des garçons peuvent se retrouver avec des seins dès l'âge de cinq ans par une surconsommation de lait de soja dans l'enfance À moins de le consommer sous forme fermenté tel qu'on le trouve dans le Tamari ou dans le miso très apprécié dans la cuisine asiatique, ce n'est pas un aliment physiologique de premier choix pour notre moteur humain.

Qu'en est-il des PRODUITS LAITIERS ?

Le lait de la mère est fait pour l'enfant.

Le lait de la vache est fait pour le veau.

La croissance d'un enfant se fait sur 18 ans, celle d'un veau se fait sur une année comme celle de la plupart des animaux. Donc le lait de vache n'est absolument pas adapté aux petits humains. Il provoque beaucoup d'intolérances, d'allergies, de coliques chez l'enfant car la concentration de ses nutriments est dans des proportions beaucoup trop importantes par rapport aux besoins du petit d'homme. Si la mère ne peut le nourrir, il est préférable d'avoir recours à du jus de coco frais ou du jus de raisin frais dans la composition s'apparente à celle du lait maternel en complétant avec du lait d'amandes à faire soi-même avec des amandes broyées et de l'eau.

La consommation de lait s'est essentiellement développée après la guerre 39–45 quand les trusts laitiers ont voulu écouler leurs stocks et nous faire croire qu'il nous était nécessaire et même indispensable pour satisfaire nos besoins en calcium.

Une fois l'enfant sevré, nous n'avons plus besoin de lait, nous pouvons si l'envie nous en prend faire des laits végétaux à base d'amandes ou de noisettes, ils sont délicieux et adaptés au génome humain.

D'autre part, le blé comme les produits laitiers contiennent des substances opiacées qui vont se fixer sur les récepteurs de la sérotonine dans le cerveau et nous rendent dépendant de ces substances inappropriées inassimilables lesquelles empêchent nos propres neurotransmetteurs d'assurer leur fonction par occupation de leur site. Ce sont des poisons majeurs.

Il y a une trentaine d'années, un chimiste norvégien Karl Reischfeld a découvert des PEPTIDES OPIOÏDES dans les urines des schizophrènes et des autistes. Ces substances proches de la morphine se fixent sur les récepteurs spécifiques du cerveau avec des conséquences neurologiques majeures : hyperactivité chez l'enfant, angoisses, nervosité, dépression, boulimie, anorexie, cauchemars. Ces molécules peuvent être fabriquées par l´organisme ou provenir de l'extérieur.

C'est le cas de la caseomorphine issue du lait, de la gliadorphine et de la glutéomorphine dérivés du gluten. En cas de porosité intestinale, ces molécules toxiques des produits laitiers et du blé pénètrent le milieu intérieur et entraînent de véritables états d'addiction comparables à la morphine rendant si difficile pour les personnes concernées la suppression du blé et du lait dans leur ration alimentaire. C'est une véritable DROGUE que l'on a introduite dans l'alimentation humaine la pire, car elle est liée au besoin fondamental de se nourrir alors que les autres drogues ne sont pas liées à ce besoin fondamental. Elles sont donc moins pernicieuses au niveau du sevrage même si cela reste dans tous les cas une entreprise ardue.

C'est d'ailleurs le mérite du professeur Jean Seignalet découvrant en 1983 l'instinctothérapie d'avoir montré que les céréales et les produits laitiers étaient les agents principaux des maladies humaines. Ce fut la base du régime hypo toxique qu'il a mis en place auprès de nombreux patients.

Au départ, pour traiter les malades atteints de polyarthrite rhumatoïde de son service puis à la demande de ses confrères dans de nombreuses autres maladies.

Et si la médecine moderne a maintenant pris en compte les perturbations entraînées par le gluten sur le système digestif puisqu'il est responsable de 20 % des maladies cœliaques, elle n'est pas toujours consciente des autres perturbations engendrées par lui. Comme le démontre une étude récente, il est responsable de la plupart des attaques auto immunes subies par le corps du fait de la similitude de ses molécules avec certaines molécules de nos membranes.

68 % Dépression mal être

64 % Fatigue

54 % Migraine

33 % anxiété

29 % Douleurs articulaires

Je me souviens adolescente, j'ai vécu en pension avec une alimentation classique à base de céréales de produits laitiers, et énormément souffert lors de mes menstruations de douleurs au ventre qui pouvaient m'obliger à m'allonger. Elles ont complètement disparu avec l'alimentation vivante.

Beaucoup d'expérimentations ont montré que les produits laitiers dans l'alimentation de l'homme entraînaient des problèmes de cicatrisation au niveau des plaies, une augmentation de la congestion, de la rougeur, inexistantes avec une alimentation appropriée.

Début 2015, l'école de santé de l'université d'Harvard a déclaré que les produits laitiers ne faisaient pas partie d'une alimentation saine.

Elle a envoyé un message fort au Département de l'Agriculture des Etats-Unis (USDA) et aux experts en nutrition avec la sortie de son guide alimentaire « Healthy Eating Plate ». L'université a répondu au dernier guide pour une alimentation saine MyPlate de l'USDA, qui a remplacé la pyramide alimentaire dépassée et erronée.

Les experts en nutrition de Harvard n'y sont pas allés de main morte, déclarant que le guide alimentaire de l'université était fondé sur la recherche en nutrition saine et plus important encore, n'a été pas été influencé par les lobbyistes de l'industrie alimentaire. L'axe principal de ses recherches porte sur l'absence de produits laitiers au sein d'une alimentation saine fondé sur l'assertion de Harvard que «... une consommation élevée peut augmenter le risque de cancer de la prostate et probablement du cancer de l'ovaire. » Les experts de Harvard ont également évoqué la haute teneur en gras saturés dans la plupart des produits laitiers et ont suggéré que le chou, les épinards, les amandes et les haricots secs sont des sources de calcium plus sûres que les produits laitiers.

Observons d'ailleurs comment les populations asiatiques qui jusqu'à récemment n'utilisaient ni produits laitiers, ni produits à base de blé et peu de sucre et avaient une bien meilleure santé que nous autres occidentaux. Leurs cheveux ne blanchissaient pas et ils étaient rarement en surpoids. L'arrivée des fast-foods et de l'alimentation industrielle dans leur régime traditionnel amène malheureusement avec lui son lot d'obésité, de diabète et de cheveux blancs.

LE SEL

L'homme est un hétérotrophe. Cela signifie qu'il doit passer par le règne végétal pour se nourrir. Il ne peut puiser directement dans le règne minéral.

Pour assimiler les minéraux dont nous avons besoin, ceux-ci doivent être sous forme colloïdale tel qu'on le trouve dans les végétaux ou l'eau de mer. Ce fut tout le travail du professeur Quinton au XXe siècle de démontrer comment tous les organismes avaient une origine marine et que 70 % de nos corps baignait dans un milieu comparable à l'eau de mer avec tous les minéraux en solution.

Donc plutôt que d'utiliser du sel inerte pour saler les aliments, utilisons plutôt de l'eau de mer stérilisée à froid.

LE PLASMA DE QUINTON ramené à l'isotonie, nous pourrons rééquilibrer les pertes minérales de notre corps en déficience d'une façon plus adéquate.

De la même façon, plutôt que de faire des TRANSFUSIONS sanguines quand cela est nécessaire, injectons du plasma Quinton pour ramener à l'isotonie c'est-à-dire la concentration du corps humain, nous éviterons ainsi tous les problèmes de rejet et d'anticorps des transfusions sanguines. Il peut être intéressant d'ajouter à nos légumes des algues ou de la salicorne apportant une part de sel assimilable par l'organisme et facilitant ainsi le travail des surrénales.

LES ADDITIFS ALIMENTAIRES

Tous les produits contenant des additifs tels que L'ASPARTAME E 951, le GLUTAMATE mono sodique E 621 sont vraiment des poisons majeurs, des neurotoxiques. Ils sont réellement à proscrire pour les dangers qu'ils font courir à la santé humaine même s'ils sont en quantité infime. On les trouve essentiellement dans les plats préparés, les chips, les conserves, les produits surgelés, les canettes et les boissons gazeuses, les sodas light, les jus de fruits en boîtes, les bonbons, les sucettes, les chewing-gums, les sucrettes, les médicaments, les thés en sachet, le chocolat, la cosmétique, ou dans les fertilisants. Dans les 15 minutes après l'ingestion de ces substances, on le retrouve directement dans le cerveau franchissant la barrière hemato – encéphalique. Là, ces substances vont exciter les neurones, les faire gonfler puis exploser. Les dégâts peuvent se produire entre une heure et 12 heures après l'ingestion comme l'explique le professeur Russel Blaylock.

Une autre étude très récente a démontré que dans les quelques minutes qui suivent l'ingestion de ces boissons type sodas ou celles à base de cola on constate :

— Une altération des facultés cognitives
— Une augmentation de l'agressivité
— Une perturbation de l'attention
— Une excitabilité de tout le système nerveux

— Une augmentation très rapide de la glycémie et comme ce sont des calories vides, très vite la chute glycémique est importante et appelle à nouveau à la prise de ces boissons addictives. En outre, comme ce sont des boissons très sucrées de sucres raffinés, cela fait le lit de l'obésité, de l'acidité, de la déminéralisation, de la dépression, du diabète et de l'apathie.

Les travaux d'une équipe israélienne publiée le 18 septembre dans *Nature* démontrent que tous ces édulcorants, en perturbant la flore intestinale, ont contribué à développer l'obésité et le diabète qu'ils étaient censés combattre.

Or, l'alimentation industrielle est pleine d'aspartame, de glutamate mono sodique et d'OGM à notre insu cachés sous les termes d'arômes, de conservateurs, de levures. Cela entraîne souvent des réactions d'allergie et de nombreux problèmes de santé majeurs, d'effets secondaires.

On en trouve même dans un certain nombre de produits biologiques préparés comme les soupes, les pâtés végétaux, les cubes pour bouillon et autres produits préparés.

Les effets connus de l'ingestion d'aspartame sont : « manie, rage, violence, cécité, douleurs articulaires, fatigue, prise de poids, angine de poitrine, coma, insomnie, torpeur, dépression, suicide, acouphènes, faiblesse, spasmes, irritabilité, nausées, surdité, pertes de mémoire, éruptions cutanées, vertiges, maux de tête, AVC, anxiété, palpitations, évanouissement, crampes, diarrhée, panique, inflammation buccale. Les maladies déclenchées comprennent le diabète, la sclérose en plaques, le lupus, l'épilepsie, le Parkinson, les tumeurs, les fausses couches, la stérilité, la fibromyalgie, la mort du nourrisson, l'Alzheimer... » Source : FDA (5)

De plus, 80 % des plaintes faites à la FDA sur les additifs concernent l'aspartame, qui se retrouve aujourd'hui dans plus de 5000 produits dont les sodas light et non-light et les boissons pour sportifs, les gommes à mâcher, les desserts glacés, les cookies, les gâteaux, les vitamines, les boissons lactées, les thés instantanés, les cafés, yogourts, aliments pour bébés et de très nombreux autres ! Lisez les étiquettes de près et n'achetez pas tout ce qui contient de cet horrible tueur !

Je me souviens avoir vu dans mon deuxième cabinet à l'époque où je faisais encore des soins, de nombreuses pseudo-réactions allergiques à la suite d'une anesthésie locale et j'ai cherché pourquoi car je ne l'avais pas vu cela 10 ans auparavant. Je me suis aperçue que les stabilisants contenus dans les anesthésiques étaient les mêmes molécules que celles contenues dans les additifs et conservants alimentaires de la nourriture industrielle, sans parler de celles contenues dans les médicaments. On n'arrivait donc à un surdosage.

N'oublions pas que la santé bucco-dentaire qui recommande de mâcher un CHEMING-GUM après le repas pour neutraliser l'acidité de la bouche et évacuer les débris de l'alimentation le fait malheureusement en conseillant des chewing-gums bourrés d'aspartame.

Si le conseil est intéressant, ayons la vigilance d'utiliser des chewing-gums biologiques sans aspartame.

LE CAFÉ Qu'en est-il ?

Le café est comme un coup de Fouet qui vient contrecarrer le repos nécessaire pour le cerveau dans sa récupération. En effet il passe très rapidement dans le sang (15 minutes) et vient squatter les récepteurs de l'ADÉNOSINE laquelle est sécrétée par le corps pour ralentir la fonction cérébrale afin que le cerveau puisse rétablir ses réserves en glycogène nécessaires à son fonctionnement et désengorger son système lymphatique par l'évacuation des déchets.

C'est un peu comme si aux chevaux de la diligence, au lieu de leur donner de l'avoine et du repos, on continuait à les cravacher alors qu'ils sont épuisés.

Ce régime n'est pas très constructif sur le long terme et ne peut qu'amener à une impasse.

Comme le café favorise la simulation d'adrénaline au niveau des surrénales laquelle provoquera en réponse une augmentation du glucose sanguin par cette réaction, le café peut engendrer une hypoglycémie réactionnelle chronique souvent à l'origine du diabète de type gras et de surcharge pondérale.

L'ALCOOL

L'alcool est un sucre, donc les inconvénients que nous avons vus pour les sucres sont les mêmes mais je voudrais partager une expérience très intéressante qu'ont faite des chercheurs américains.

Ils ont nourri des rats avec des aliments crus non transformés : légumes, fruits et graines, et ils leur ont mis à disposition de l'alcool. Les rats nourris avec une alimentation saine et physiologique étaient en pleine santé et ils n'ont pas touché à l'alcool.

Ensuite, les chercheurs ont changé leur alimentation en supprimant l'alimentation crue et en leur donnant l'alimentation Junk food qu'utilisent beaucoup de nos contemporains : Hamburger, saucisse, glace. Les rats ont commencé à souffrir de troubles digestifs et ont découvert que l'alcool calmait leurs maux en les anesthésiant. L'habitude de l'alcool s'est ainsi installée jusqu'à aboutir à l'alcoolisme.

Par contre, si dans un délai de trois mois, on redonnait aux rats des aliments vivants, ils cessaient de boire de l'alcool. Si le délai était plus long leur alcoolisme devenait irréversible.

Cette expérience est vraiment significative pour nous permettre de comprendre les enjeux de retour à une alimentation saine et physiologique.

Revenir à une alimentation physiologique peut entraîner des phénomènes de DETOXICATION. Il est important d'y aller par pallier pour ne pas provoquer des symptômes d'élimination trop conséquents.

Mais certains préféreront faire le changement d'un coup.

Les POISONS MAJEURS que sont le café, les produits laitiers pasteurisés, les céréales raffinées, les sucres raffinés, les additifs alimentaires, le sel sont à éliminer le plus vite possible.

La viande, le poisson, sont à privilégier. À votre rythme et peut-être en phase intermédiaire faut-il les utiliser sous leur forme crue moins perturbante pour l'organisme.

Quant aux fruits et aux légumes cuits, ils peuvent être utilisés pour moduler les phases de détoxication le temps où vous en éprouvez encore les besoins. Limiter le mélange de trop d'aliments différents lors d'un même repas facilite la digestion et le travail d'assimilation.

LE VENTRE CERVEAU ENTÉRIQUE : IMPORTANCE DE L'ÉLIMINATION ET DES MÉCANISMES DE RÉGULATION

Michael Gershon de l'université de Columbia NY a pu démontrer dans les années 80 l'importance de ce cerveau entérique que sont nos intestins. Sensible et intelligent, ce cerveau est très similaire à notre cerveau crânien. Michael Gershon a fait action de franc-tireur au départ de cette découverte mais, c'est maintenant largement reconnu par la communauté scientifique. Certains le considèrent même comme le premier cerveau puisque la plupart des organes du corps s'élaborent dans l'embryon à partir de cet intestin primitif.

Deux cents millions de neurones tapissent la paroi de nos intestins pour nous permettre de digérer. La digestion nécessite en effet une très grande puissance nerveuse. On s'aperçoit lors des perturbations digestives que l'activité de ces neurones est considérablement augmentée. Les cerveaux haut et bas communiquent entre eux à la fois par le nerf vague ainsi que par des neurotransmetteurs identiques. La sérotonine est l'un d'entre eux. Elle correspond à des états de bien-être dans le système nerveux central tandis que dans le ventre, elle rythme notre transit intestinal et régule notre système immunitaire. Or 95 % de la sérotonine est fabriquée par nos intestins. Voyageant par voie sanguine, on découvre qu'elle agit sur nos émotions, nos pensées, notre inconscient au niveau du système nerveux central.

Pour la médecine chinoise, le ventre a toujours été considéré comme un endroit stratégique de la circulation du Qi. Le nombril est considéré comme la porte de l'esprit.

Fortuitement en 1972 le professeur Zhi Yun Bo. acupuncteur de l'hôpital de Canton, découvre une relation directe entre nos états psychiques et celle de nos viscères en particulier la zone ultrasensible située au niveau du nombril. Mais ce n'est qu'en 1987 en travaillant avec un biophysicien qu'il découvre que les méridiens d'acupuncture étaient multidimensionnels et que selon la profondeur des points piqués, les effets sur l'organisme variaient logiquement.

Pour lui, le Méridien que nous possédons autour du nombril est inné contrairement aux autres méridiens qui deviennent énergétiques après la naissance. Le ventre en général et le méridien abdominal en particulier forment un système de régulation de tout le corps une sorte de serveur central du grand ordinateur que constitue notre organisme. C'est pourquoi pour le professeur Bo, il permet de soigner autant de symptômes différents. En travaillant avec ses aiguilles sur ce méridien à des profondeurs différentes, il soigne avec succès des dépressions, des maladies Alzheimer, des scléroses en plaques. Quand il vérifie avec l'aide d'IRM l'état du cerveau avant et après son intervention en acupuncture abdominale, il s'aperçoit que de nombreuses zones du cerveau ont été activées ce qui corrobore le fait que l'acupuncture abdominale permet d'améliorer les fonctions cognitives et de réguler les émotions confirmant ainsi le lien étroit entre notre état intestinal et notre cerveau.

Pour permettre de traiter les déchets de notre métabolisme basal et de notre alimentation, existe au niveau de la bouche comme niveau de nos intestins une FLORE MICROBIENNE saprophyte Cette flore se compose de bactéries et de levures. En présence d'une alimentation physiologique, cette flore est en équilibre dans la bouche comme dans les intestins.

Cet écosystème présent dans notre tube digestif est très dense : 1 000 000 de milliard de bactéries. C'est-à-dire que nous avons 100 fois plus de bactéries microscopiques que de cellules dans notre corps. Ce sont ces bactéries qui, par leur travail de décomposition, libèrent l'énergie des aliments ingérés. En 2010 le chercheur Dusko Ehrlich a découvert que la cartographie du micro biote correspondait à 3 millions de gènes répartis parmi les humains en trois groupes en fonction de la composition de leur flore microbienne. Ils ne sont dépendants ni du lieu géographique, ni de la race, ni du sexe, ni de l'âge. De la même façon qu'il existe plusieurs groupes sanguins, nous avons donc un écosystème bactérien à l'intérieur de nous correspondant à trois catégories dans la race humaine. Des expériences à l'université d'Hamilton au Canada ont démontré chez les souris qu'en fonction du type de bactéries inoculées dans le biot intestinal de l'animal, leur comportement change complètement.

Elles peuvent devenir agressives ou au contraire passives, aventureuses ou craintives, démontrant par-là comment l'état de notre biot intestinal influence notre cerveau.

Les bactéries de notre flore influencent qui nous sommes, comment nous sommes et comment nous nous comportons.

Comme le montre l'expérience suivante, l'inoculation à des souris des bactéries de la toxoplasmose que possèdent les chats fait que ces souris devant un chat n'ont plus aucune crainte et se font rapidement dévorer. Comme disent certains chercheurs en plaisantant, nous sommes un être humain influencé par notre milieu bactérien intérieur. Selon la composition de notre flore intestinale, on peut même dénoter des prédispositions à telles ou telles maladies.

La surconsommation de sucres, de céréales, d'alcool, l'utilisation d'antibiotiques ajoutée au stress de la vie moderne entraînent une augmentation considérable des déchets à traiter. On va alors constater une prolifération de cette flore microbienne et une modification de sa composition. En effet les bactéries peuvent se présenter sous trois formes.

— Les bactéries symbiotiques ou bactéries amies dont l'action est de nourrir le corps par dégradation des aliments ingérés libérant ainsi de l'énergie pour toutes nos activités métaboliques ont aussi un rôle dans la protection de notre immunité.

— Le deuxième type de bactéries comprend les bactéries pathogènes nécessaires pour préserver l'équilibre vital du corps en cas d'agression massive du système immunitaire.

— Enfin le troisième type de bactéries, les bactéries commensales qui sont les plus importantes mais qui en fonction du terrain vont basculer vers les symbiotiques ou vers les pathogènes.

On voit donc la nécessité d'arrêter les nuisances de l'alimentation délétère industrielle et raffinée, de l'alcool, du café, causes directes de l'intoxication de notre biote intestinal. Si à cela se rajoute un épuisement surrénalien, le corps a plus de mal à éliminer ses déchets, cela fera le lit de la prolifération des bactéries pathogènes.

C'est le cas du CANDIDA ALBICANS qui de levure devient champignon proliférant sous formes de filaments.

Les déchets de son métabolisme vont alors perforer la membrane intestinale et ses filaments vont pouvoir migrer via le sang jusqu'au foie et de là à tout l'organisme d'où le phénomène d'épuisement ressenti car les filtres ne fonctionnent plus. C'est ce qu'on appelle le mécanisme d'hyperperméabilité intestinale décrit par le professeur Seignalet. De nombreux produits toxiques issus de notre alimentation qui devraient être normalement évacués par les selles envahissent alors le milieu intérieur.

La prolifération de ce champignon dans tout l'organisme va créer des pathologies diverses et variées en fonction des points faibles de l'organisme contaminé.

Cela entraîne toujours un état de FATIGUE chronique par surcharge des produits toxiques dérivés des déchets du *candida albicans* (éthanol, acetaldéhyde neuro-toxique majeur).

Des phénomènes de DEPRESSION avec tendances suicidaires, des CONDUITES ADDICTIVES, des manifestations de VIOLENCE, de COLÈRE en sont d'autres manifestations. Tous ces signes correspondent aux interactions de l'acetaldéhyde interférant avec le métabolisme des neurotransmetteurs du cerveau (dopamine ou sérotonine).

Cette acetaldéhyde perturbe aussi les prostaglandines nécessaires à l'assimilation des graisses. Il peut aussi entraîner des migraines par vasodilatation des canaux circulaires au niveau la tête.

L'éthanol va lui, perturber le métabolisme des sucres et maintenir dans le corps un état d'ébriété hautement préjudiciable pour le foie.

Les phénomènes d'ALLERGIES sont très souvent en lien avec cette prolifération liée à l'hyper-perméabilité intestinale.

L'affection candidosique par le déséquilibre du Biot intestinal qu'elle provoque, perturbe notre métabolisme notre énergie jusqu'à nos pensées et NOTRE ÉTAT PSYCHIQUE.

Après des infarctus, on n'en retrouve dans les cellules cardiaques. On n'en retrouve dans les cellules cancéreuses, dans les tumeurs.

L'antibiothérapie comme son nom l'indique est un facteur important du déséquilibre du Biot intestinal jointe à la consommation d'alcool ainsi que l'alimentation inadaptée, raffinée, transformée sont parmi les causes majeures de l'auto-intoxication du corps. Il est vraiment important d'en finir avec l'utilisation abusive d'antibiotiques quand leur utilisation n'est pas impérative.

Ce qui était au départ un mécanisme de régulation adaptatif du traitement des déchets va se transformer en une invasion des champignons issus de ces levures qui vont finir par contrôler l'organisme où ils se sont développés.

Ils gouvernent le système nerveux, perturbent son métabolisme ainsi que l'équilibre énergétique au niveau de la cellule.

Néanmoins comme le fait remarquer le professeur Frank Ledoux pour que nos neurotransmetteurs fonctionnent correctement, notre système neurovégétatif, lié à notre système entérique dès la troisième semaine de la vie intra-utérine, doit être en harmonie avec les bactéries. En effet celles-ci sont parmi les premiers êtres vivants apparus sur cette Terre. Leur intégration correcte dans notre système digestif nous permet d'acquérir la vigilance au niveau de notre système orthosympathique et de pouvoir intégrer nos expériences vécues au niveau de notre système parasympathique.

Le grand champion de tennis qu'est Novak Djokovic a dû revoir complètement son mode alimentaire et supprimer de son alimentation les aliments contenant du gluten, tant ceux-ci perturbaient son équilibre physique et psychique l'empêchant d'être au top de sa forme dans des matches décisifs.

Il en est de même pour les enfants AUTISTES comme le relatent les docteurs Corinne Skorupka et Lorène Amet. Dans leur livre *Autisme on peut en guérir,* elles relatent l'histoire de Damien un enfant de 15 mois parfaitement normal, ouvert, communicatif qui est rentré jusqu'à ses quatre ans dans une phase d'autisme, de repli sur soi, d'incapacité de communiquer, d'agressivité et pour qui tout est rentré dans l'ordre en quelques mois quand sa mère a supprimé de son alimentation les produits laitiers et les céréales. Ce jeune qui a maintenant 17 ans est redevenu le jeune créatif intelligent communicatif, dans les meilleurs de sa classe, qu'il était au départ.

Ne laissons pas nos enfants, nos jeunes rentrer dans ses maladies de civilisation qui font de plus en plus de dégâts : un enfant sur 38 ou un sur 50 pour l'autisme selon les études et les pays.

Comme le fait remarquer Irene Grosjean, naturopathe de grande expérience, les protéines libèrent de l'acide urique provoquant par leurs cristaux des maladies douloureuses soit au niveau des articulations ou des otites au niveau des oreilles tandis que les colles des céréales provoquent des mucus qui entraînent des maladies d'encrassements silencieuses mais épuisantes pour le corps et qui passent souvent à la chronicité telle l'asthme.

Il est donc très important de permettre comme on le faisait autrefois de laisser l'enfant faire ses maladies infantiles qui sont des éliminations de l'encrassement génétique issu du terrain dont il a hérité. Quant au reste des maladies, elles proviennent de notre alimentation inappropriée.

Personnellement, je n'ai jamais souffert de problèmes pulmonaires ou bronchiques mais l'homéopathe uniciste qui m'a suivi trouvait que j'avais un terrain fragile à ce niveau-là, ce que j'ai d'ailleurs retrouvé en iridologie où la zone pulmonaire est marquée dans mon iris à droite comme gauche. Or mon grand-père maternel est mort très jeune d'une tuberculose.

En iridologie on sait qu'il n'existe que deux couleurs d'yeux. Des yeux bleus et des yeux marron. Mais en les étudiant, on voit que bon nombre d'yeux marron ou verts sont en réalité des yeux bleus colonisés par la candidose. En fonction de l'importance de l'intoxication, la densité du marron varie pouvant aller jusqu'à une coloration orangée caractéristique.

Au fur et à mesure que l'organisme se nettoie par une alimentation et un mode de vie approprié les yeux vont pouvoir retrouver leur couleur originelle même s'ils paraissaient marron à la naissance. Dans une video du site américain Fullyraw, Kristina nous le montre photo à l'appui comment après neuf ans d'alimentation crue et vivante ses yeux sont devenus bleus alors qu'ils étaient marron dans son enfance. Si on observe attentivement on peut remarquer qu'autour de la pupille il reste encore une petite zone jaune orangé qui montre que malgré ces neuf années d'alimentation physiologique il reste encore des traces de *candida*. Mais cela peut prendre plusieurs années avant que l'organisme retrouve son plein potentiel.

Comment détecter une infection a *Candida*. Il y a un test simple : le Test salivaire : au matin cracher dans un verre d'eau si la salive reste en surface il n'y a pas de candidose. L'apparition de filaments ou de gouttelettes à mi-hauteur confirme l'infection. La vitesse de l'apparition de ces filaments ou de ses gouttelettes signe l'importance de la candidose. Si la salive tombe au fond et est opaque cela confirme encore la candidose.

Pour sortir de ce cercle infernal, il est impératif de stopper définitivement avec les produits toxiques de notre alimentation : Alcool, Soda, Produits laitiers, Céréales, Sucres raffinées, Alimentation industrielle.

Expérimenter leur arrêt total pendant un mois pour pouvoir découvrir les bienfaits de vivre sans eux et sachant qu'il faudra sans doute passer par une phase de manque comme le connaissent tous les drogués. Car l'addiction de substances opiacées contenues dans ces éléments manipule nos besoins et notre psychisme. Dans cette phase de SEVRAGE, l'aide de plantes adaptogènes est précieuse telles que :

— la Rhodiola

— le Mucuna pruriens (précurseur de la dopamine ce neurotransmetteur essentiel qui est aussi très intéressant pour traiter des maladies de Parkinson

— L'Escholzia californica ou pavot de Californie qui facilite aussi le sommeil

— Et surtout le Kudzu. Les facteurs courants d'addiction (alcool, tabac, drogues, sucre...) vous apportent apaisement et bien-être. Cela passe par une augmentation de la production de dopamine dans votre cerveau. Les isoflavones du kudzu permettent de soulager l'addiction. Elles interviennent dans le système de la récompense. Elles stimulent la production de dopamine à la place de votre « drogue » favorite. Vous êtes alors plus détendu, et votre attention se détourne de l'objet de votre addiction. Vous ne ressentez plus le besoin de prendre un autre verre, une autre cigarette ou un énième carré de chocolat. Le kudzu vient compenser le plaisir que vous procure votre « drogue » habituelle et permet de soulager votre addiction. Le kudzu contient également des éléments qui préviennent les lésions cellulaires et protègent votre foie. Au-delà du kudzu en cures contre les addictions, le kudzu est réputé efficace contre le stress en général. Il apaise, ce qui facilite le sommeil. Il est aussi apprécié comme relaxant musculaire.

En période de ménopause, son utilisation permet une baisse significative des symptômes.

Il est également utilisé ponctuellement pour apaiser la digestion et le transit. Le plus étant que le kudzu lui-même n'est pas addictif.

Limiter les antibiothérapies inutiles, revoir notre mode de vie et revenir impérativement à une alimentation physiologique riche en fruits, légumes et jus verts.

Pour faciliter le travail d'élimination au niveau de ses émonctoires il peut être nécessaire d'utiliser des lavements ou de pratiquer des irrigations coloniques pour libérer notre colon de tous les déchets accumulés depuis des années et même des purges régulièrement tel le Chlorumagene vieux remède du Docteur Martin Du Teil très efficace contre la constipation dont souffrent beaucoup de nos contemporains ; la constipation est à l'origine de beaucoup de maladies par réabsorption des toxines au niveau de notre membrane intestinale devenue perméable.

Pour le docteur Martin Du Theil, cette thérapeutique tient en deux remèdes : conserver l'équilibre du système nerveux, en particulier le grand sympathique, et soutenir la cellule nerveuse en cas de défaillance accidentelle. Le docteur Martin Du Teil rappelle qu'il a systématiquement prescrit l'usage régulier de Chlorumagene à toute personne portant l'une de ses tumeurs bénignes : fibromes ou polypes qui sont toujours susceptibles d'évoluer un jour vers la forme cancéreuse. Or avec une expérience qui porte sur une période de plus de 10 ans aucune de ces personnes n'a déclenché de cancer.

Soyons donc vigilant à favoriser l'action de notre système éliminatif qu'il soit pulmonaire rénal ou intestinal.

En effet, la remise en circulation des toxines stockées dans les tissus depuis de nombreuses années entraîne le risque si elles ne sont pas évacuées rapidement par nos émonctoires, qu'elles soient réabsorbées surtout si l'on a une muqueuse intestinale perméable.

À cet égard, les travaux du Docteur Bruno Donatini sont remarquables. Cancérologue gastro-entérologue ostéopathe, chercheur insatiable, il s'est intéressé depuis longtemps aux champignons dans leur partie micellaire et à des remèdes à base de micellaires sur écorce d'arbres et d'essence de plantes. Ces remèdes sont d'un grand secours pour le thérapeute qui maîtrise leur diagnostic d'utilisation.

MISE EN PLACE DE L'ALIMENTATION PHYSIOLOGIQUE

Une alimentation physiologique est une alimentation qui respecte notre corps et satisfait à son besoin fondamental : La NUTRITION CELLULAIRE.

Pour les pionniers de l'hygiénisme : Shelton, Ann Vigmore, Paul Carton, Arnold Erhet, Bordeaux Skelezy, tous ont été convaincus de la nécessité d'une alimentation vivante végétarienne et frugale.

Pour le docteur Douglas Graham, lui-même grand sportif et coach de nombreuses personnalités du monde sportif, l'alimentation idéale se résume en ces chiffres : 80/10/10. C'est-à-dire que l'alimentation idéale des humains c'est 80 % de glucides, 10 % de lipides et 10 % de protéines par jour (en pourcentage de calories absorbées). Par exemple pour un homme qui a besoin de 2500 calories par jour, ce sera 250 calories de lipides et 250 calories de protéines, et 2000 de sucres.

10 % de PROTÉINES

Par le passé, les besoins en protéines ont été surévalués, en fait ils le sont encore aujourd'hui dans l'esprit de bien des gens. Or il y a bien plus de dangers à manger trop de protéines que pas assez, trop de protéines dans notre régime provoquent de troubles de santé comme la constipation, des troubles digestifs qui mènent à la toxémie, aux cancers, aux maladies auto-immunes, à l'arthrite, au vieillissement prématuré, à l'altération des fonctions du foie, aux problèmes de reins, à l'ostéoporose. Beaucoup d'autres maladies dégénératives sont le résultat d'une absorption supérieure de protéines par rapport nos besoins réels.

Il faut cesser de s'inquiéter de ces protéines, leur ratio sera toujours en quantité suffisante.

Comme le conseille le professeur Joyeux, inversons la tendance actuelle de 80 pour cent de protéines à 80 pour cent de fruits et légumes et 20 pour cent de protéines.

Le docteur Campbell abaisse même ce taux à 5 %. Il a passé sa vie à étudier l'impact de l'alimentation sur la santé et s'est appuyé sur des centaines d'études. Le rapport Campbell est la plus vaste étude sur la nutrition réalisée à ce jour.

Il nous rappelle comment déjà à l'époque des olympiades grecques, les grands vainqueurs étaient des athlètes végétariens. Pour lui au travers de ses nombreuses études, parmi toutes les populations du monde, la courbe du cancer augmente avec la consommation de produits carnés. À une époque où la recherche des causes et en particulier au niveau génétique est de plus en plus prédominante dans les recherches médicales, il estime que l'activation des gènes est bien plus importante que les gènes eux-mêmes et que cette activation est tributaire de l'environnement et en particulier de notre alimentation. C'est l'alimentation que nous ingérons qui détermine si la maladie fera des dommages ou non. Une bonne alimentation génère la santé dans tous les domaines de notre existence puisque tout est interconnecté dans la vie. Les gens qui ont le plus d'énergie sont ceux qui mangent le mieux. Une bonne alimentation et de l'exercice régulier apporte plus sur le plan de la santé quand ils sont combinés plutôt que séparés. Il lui apparaît évident que nos choix alimentaires ont une incidence incroyable non seulement sur notre propre métabolisme mais également sur l'initiation, la promotion et même le renversement des maladies, sur notre énergie, notre activité physique, notre bien-être émotionnel et mental et notre environnement. Toutes ces sphères apparemment distinctes sont en fait intimement liées

Dans une communication de mars 2016, le Docteur Miguel barthélery médecin, biochimiste, chercheur ayant travaillé d'abord sur les cellules souches puis sur le cancer confirme que dans cette maladie comme dans les maladies dégénératives, une surabondance de sucre et de protéines animales favorise ces maladies métaboliques du point de vue des résultats de laboratoire.

10 % de GRAISSES

Les GRAISSES ou lipides sont primordiales pour que notre corps fonctionne bien. Ils sont l'élément essentiel des membranes cellulaires, particulièrement importantes pour que les échanges d'ions se fassent correctement au travers de ces membranes. Les cellules nerveuses sont particulièrement riches en graisses. Le cerveau est l'un des tissus les plus riches en lipides (60 % de la matière sèche). La lymphe aussi. Donc, oui, nous avons besoin de renouveler notre stock en consommant des graisses.

Docteur Graham nous explique que là encore, les besoins sont surévalués. Comme pour les protéines, c'est 10 % des calories quotidiennes qui sont nécessaires. Surtout pas plus.

Une portion de 30 grammes de noix correspond déjà à 185 calories soit 3, 4 % de lipides. Le besoin pour une femme est déjà presque dépassé (1800 cal).

1/2 avocat de 200 g... c'est 161 calories dont 76, 6 % de lipides. Donc un avocat entier, c'est déjà trop, même pour un homme qui consomme 3000 calories par jour. Donc cela va très vite ! D'autant plus que les fruits et les légumes contiennent aussi des lipides.

Personnellement, je sais que je peux digérer facilement les fruits secs : amandes, noisettes mais je suis je me suis aperçue au cours du temps que c'était un aliment qui était un peu fatigant à digérer au niveau de mon foie. Les faire tremper auparavant facilite leur digestion mais il ne faut pas en abuser.

80 % de GLUCIDES

Quant aux glucides ou hydrates de carbone, 80 % sont nécessaires au bon fonctionnement de notre organisme. Ils sont la source première de carburant pour toutes les cellules du corps. Les sucres absorbés circulent dans le sang et vont nourrir nos cellules avides de carburant. Il est primordial de manger assez de sucre (provenant de fruits, car si nous en manquons, notre corps va devoir convertir les lipides et les protéines en sucre). Mais la difficulté c'est que ces conversions créent de la cétone par le foie, ce qui entraîne une acidocétose pouvant affecter le cerveau jusqu'à provoquer des comas.

Donc, mieux vaut manger assez de glucides et ne pas compter sur ses réserves de graisse pour compenser. (Vous voyez un peu le danger de certains régimes très à la mode qui préconisent des protéines, des graisses et pas de sucres !).

Les sucres sont donc indispensables, mais pas n'importe lesquels. Pourquoi ? Parce que seuls les fruits sont composés de sucres simples qui ne demandent pas d'efforts au corps puisqu'ils ne nécessitent pas ou peu de transformation. Pour avoir du carburant, le corps peut tout transformer en sucre simple : les protéines, les lipides et les hydrates de carbone complexes. Mais les céréales ne sont pas idéales du tout pour nourrir nos cellules. Elles le font bien sûr, mais leur transformation au cours de la digestion prend beaucoup d'énergie pour couper ces longues chaînes carboniques que constituent les céréales. Cela fatigue. La digestion fatigue. Pourquoi croyez-vous qu'on se met à somnoler après un gros repas ? Cela n'arrive plus jamais avec l'alimentation crue ! Au contraire, on se sent en pleine forme.

De plus pour être en bonne santé, il faut donc énormément limiter l'apport de graisse, parce que cela interfère avec l'utilisation adéquate des sucres dans le sang.

Et il faut manger suffisamment de fruits et de légumes pour avoir assez de calories et assez de nutriments, être en bonne forme. Si cette alimentation était adoptée plus souvent, il est certain que le taux de maladies diminuerait drastiquement.

Donc des fruits ? des légumes 80 % les protéines, 10 %, les graisses 10 %. Ensuite il faut savoir s'adapter à son ressenti il y a des périodes où on peut avoir besoin de plus de graisses, d'autres moins. Retrouvons notre instinct, faisons confiance à notre ressenti pour ajuster quotidiennement nos besoins à nos nécessités physiologiques.

Mangez essentiellement vos aliments sous forme vivante crue et ils seront directement assimilés, ils feront le minimum de déchets ou de travail à l'organisme.

Les fruits se digèrent au niveau des intestins c'est pourquoi il est préférable de les manger le matin, le midi jusqu'au goûter tant que d'autres aliments ne sont pas dans l'estomac. La présence d'autres aliments dans l'estomac risque de les faire fermenter.

Quand vous mangez des fruits, préférez une seule sorte à fois quitte à varier au prochain repas ou la prochaine prise alimentaire. C'est plus facile à digérer pour le corps.

De préférence, attendez deux heures avant de manger soit un autre fruit ou un autre aliment.

Si vous mangez des fruits sous forme de Jus, il est intéressant de pouvoir rajouter quelques brins de basilic ou de menthe suivant votre goût pour limiter le pic glycémique provoqué par l'arrivée massive de sucre dans le sang. En effet la combinaison avec un peu de verdure limite le risque de ce pic glycémique.

Prenez aussi le temps de boire votre jus lentement et non d'un trait afin de bien insaliver chaque gorgée.

Du point de vue digestif, l'action de la salive est un temps primordial essentiel dans le métabolisme des sucres qui conditionne toute notre digestion. En effet l'assimilation des sucres commence au niveau de la bouche par la salive qui grâce à son enzyme, l'amylase salivaire, permet la transformation de sucres complexes en sucres simples assimilables par la cellule.

Il y a un autre aspect très important dans l'alimentation qui a rarement été pris en compte : c'est l'aspect de la MASTICATION proprement dite.

Comme le dit fort justement Jacqueline Bousquet, quand nous mastiquons ce ne sont pas seulement des aliments que nous mastiquons, nous mastiquons de l'INFORMATION cellulaire au niveau physique bien sûr pour mettre en mouvement toute la chaîne digestive hormonale nerveuse de neurotransmetteurs et d'enzymes nécessaires à la digestion. Mais cela va plus loin : nous transmettons l'information à notre corps énergétique ainsi qu'à tous nos corps subtils. Étudiante en dentaire en seconde année, on nous faisait sculpter dans de l'ivoirine la forme des dents et la complexité de la surface occlusale faites de dizaines de sillons principaux et secondaires.

Et je m'interrogeais sur le sens de tous ces sillons dont l'importance est rarement prise en compte même dans la profession dentaire. Après beaucoup d'années d'expérimentations au travers de l'alimentation vivante, je m'aperçois que cette mastication, cette trituration des aliments est d'une importance capitale. D'où l'importance de rétablir une bouche équilibrée physiologiquement car si les jus sont très intéressants pour rétablir de façon massive l'alcalinité du terrain et l'assainir par la même occasion, la mastication, la trituration des aliments est un temps capital pour informer le corps, s'approprier, et s'harmoniser à la vitalité de l'aliment que nous ingérons. Rentrer en unité avec cet aliment par cette trituration, cette mastication va permettre son assimilation et c'est vraiment une ALCHIMIE qui se passe au travers de notre corps physique, énergétique et autres corps subtils pour assimiler l'aliment ingéré.

Je l'ai personnellement expérimenté à une époque où je vivais dans un pays très chaud avec une chaleur moite. Je n'avais pas faim et n'avais pas mangé depuis longtemps et j'ai lancé à l'univers, si je dois manger quelque chose envoyez-le moi. L'instant d'après, cela s'est présenté sous la forme d'un grand sac de jute rempli de petites huîtres sauvages. Pendant trois jours, je n'ai mangé que ces huîtres. C'était une expérience alchimique extraordinaire. Elles étaient sucrées, délicieuses et je ressentais toute une alchimie les incorporant à moi-même au passage de cette énergie animale à un autre niveau vibratoire d'humanité.

C'est pourquoi, personnellement même si j'aime prendre des jus, je sais qu'à un moment il est important pour moi de mastiquer mes aliments. Et si les blender, mixeurs peuvent être intéressants dans nos préparations alimentaires, ne tombons pas dans la facilité de ce mixage qui nous prive d'un temps capital dans notre nutrition et notre assimilation.

Je crois que cette information cellulaire physique tant énergétique, neurologique que neuropsychique est une clé pour comprendre l'efficacité et l'ampleur du travail si puissant avec les gouttières activateurs Soulet-Besombes, il y a une ré-harmonisation de nos champs morpho-génétiques au niveau de notre forme et même au-delà comme le souligne le Docteur Gabriel Cousens au travers des CESS ou Champs d'énergies subtiles structurantes.

Ce paradigme décrit les nutriments comme une force dynamique interagissant avec les humains sur le plan physique, mental, émotionnel, énergétique et spirituel. Ces CESS précèdent et existent bien avant l'incarnation dans une forme physique et constituent le modèle de nos formes et structures biologiques, comme l'ont montré les travaux de cristallographie de Marcel

Vogel. Ils sont en résonance avec l'énergie du point zéro ou Énergie cosmique omniprésente, champ de tous les possibles. Plus nous nous harmonisons avec cette énergie cosmique au travers de nos CESS plus le mental s'aligne et s'identifie avec cette vérité immuable de qui nous sommes. Plus nous devenons un avec cette énergie au travers de notre corps physique quelles que soient nos activités., plus elle nous transforme en continue pour vivre en conscience notre existence quotidienne. En effet notre corps devient un point d'ancrage pour les CESS dans le temps et dans l'espace nous reliant au ciel comme à la terre.

L'expérience montre que ceux qui changent d'habitudes alimentaires et de style de vie pour intégrer plus d'énergie dans leur CESS paraissent rajeunir. Il est important de comprendre que ce mode alimentaire n'est pas un régime, c'est l'alimentation adaptée et physiologique de l'être humain qui permet une régénération de tout notre organisme jusqu'à notre ADN mais cela ne se fait pas en quelques jours, cela ne se fait que sur le long terme.

Rétablir une alimentation physiologique peut nous faire passer par des phases de fatigue et d'épuisement au fur et à mesure où l'on élimine les stimulants que sont le café, les sucres, les produits laitiers et les additifs alimentaires la viande ou poisson cuit. Après, c'est une question d'éthique sur le fait de manger ou non des protéines animales.

Dans cette phase, la confiance dans notre corps, dans son homéostasie et dans les processus en cours est capitale.

Les sucres des fruits sont directement assimilables et c'est ce qui nous apportera la plus grande énergie. Il est toujours préférable de les manger bien mûrs.

Quand j'effectuais dans mon cabinet mes journées de 12 heures non-stop sans aucun répit, j'apportais mon pot de fruits frais coupés en morceaux ou mon jus de fruit que j'avais préparé le matin même et je picorais ou buvais cela entre mes rendez-vous. Et la journée se passait facilement sans stress pour le corps malgré une concentration intense et une somme de travail importante.

Néanmoins, il convient de manger suffisamment de fruits et de légumes pour permettre ce travail de nettoyage et fournir au corps l'énergie dont il a besoin.

Les animaux dans la nature se nourrissent en fonction de leur instinct. Les éléments qui se trouvent au hasard de leur déplacement mais pour nous qui avons tout à notre disposition, il est important de comprendre comment associer nos aliments pour permettre une bonne digestion surtout dans nos organismes encrassés.

LES COMBINAISONS ALIMENTAIRES

La façon d'associer les aliments au cours d'une même prise alimentaire est importante pour faciliter la digestion.

Les légumes verts se combinent avec tout.

De préférence manger les fruits seuls ou avec des légumes verts.

Éviter d'associer des produits gras et des produits sucrés, cela complique la digestion.

Et évitez des fruits séchés et les oléagineux en même temps. L'un comme l'autre se digéreront plus facilement s'ils sont trempés auparavant, mais il ne faut les consommer qu'en petite quantité. Ils sont toujours moins nutritifs et digestes que des aliments frais.

Quant aux graines, sésame, graines de lin, graines de chia, mixez-les auparavant, elles seront plus facilement assimilables et vous profiterez de leurs bienfaits. Cela vous évitera de les retrouver entières non digérées dans vos selles.

La lacto-fermentation des légumes racines tout comme le trempage des fruits secs ou séchés permet une prédigestion de ses éléments.

Connaître les rythmes de notre corps permet aussi d'optimiser notre digestion et l'assimilation de notre nourriture.

LES RYTHMES DU CORPS

En médecine chinoise, on étudie l'énergie qui parcourt les Méridiens. Elle se déroule suivant un rythme très précis avec le maximum d'énergie aux horaires ci-dessous.

VB 11 h a 1 h Vésicule biliaire
F. 1 h a 3 h Foie
P. 3 h. a 5 h. Poumon
GI. 5 h a 7 h. Gros intestin
Es. 7 h a. 9 h Estomac
RP 9 h. a 11 h Rate Pancréas
C. 11 h a 13 h Cœur
IG. 13 h a 15 h Intestin Grêle
V. 15 h a 17 h Vessie
R. 17 h a 19 h Rein
Mc. 19 ha 21 h Maitre du cœur
TR. 21 ha 23 h Triple réchauffeur

On voit donc que la plupart des organes du système digestif ont le maximum d'énergie entre 23 heures et

11 heures du matin. Pendant ce temps, il est donc préférable de laisser l'organisme équilibrer son énergie au niveau de ces organes sans lui apporter de travail digestif.

Ce que corrobore le pic du CORTISOL entre six heures et neuf heures le matin. Ce pic induit un mécanisme de résistance à la digestion et à l'assimilation.

Un grand verre eau tiède avec du citron ou une infusion est l'idéal pour le matin.

Ne rien manger le matin sauf éventuellement des fruits est préférable.

Quand j'avais 16 ans, j'ai beaucoup étudié mon rythme de sommeil pour trouver celui qui me convenait.

Je me suis aperçu que mon cycle correspondait à un rythme de base d'une heure trois quarts. En dormant des multiples de ce cycle de base, cela me permet de me réveiller en forme naturellement sans jamais utiliser aucun réveil. En général, trois cycles de sommeil me suffisent mais si je suis fatiguée, quatre peuvent être nécessaires. Quand je peux me coucher autour de 22 h cela est préférable pour moi, même si je me réveille tôt le matin.

Un peu d'attention et d'observation de nos rythmes de sommeil nous permet d'avoir un sommeil très récupérateur et un réveil en grande forme.

MÉDECINE NATURELLE ET EXPÉRIENCE

Le travail de psycho bio acupressure remis à l'honneur par le docteur Pierre Noël Delatte dans son livre *Cinq points, un point c'est tout,* est passionnant. Il met à la disposition de tout un chacun une technique très ancienne d'acupuncture qu'il a adaptée à notre vie moderne par des protocoles simples de mise en pratique sur cinq points. La pression rapide sur ses cinq points pour un circuit donné permettre de se libérer rapidement de problématiques de tristesse, de dépression, de colère, hyperémotivité, de douleur ou de troubles physiques. Son ouvrage est très explicite, il est même accompagné d'un DVD. Il est à la portée de chacun pour se faciliter la vie au quotidien. Et ses 5 règles d'or sont vraiment des points clés de vie profitables à chacun :

— Ne pas stresser
— Ne pas ressasser
— Ne pas culpabiliser
— Se protéger des gens négatifs
— Vivre l'instant présent

Dans ma pratique médicale et de mon expérience, j'ai toujours constaté que les PROBLÈMES RHINO PHARYNGÉS correspondaient toujours à une surcharge hépatique provoquée généralement par les produits laitiers.

Je ne peux que cautionner le livre du docteur Leber : *Le lait une sacrée vacherie*. J'en avais un exemplaire dans mon cabinet à disposition de mes patients, depuis de nombreux autres livres sont parus sur ce sujet.

L'arrêt des produits laitiers inadaptés, le rétablissement de la respiration nasale et de la déglutition adulte permettent d'éviter toutes les ablations inutiles des amygdales.

Dans le retour vers la santé certaines pratiques peuvent être d'un grand secours.

Les BAINS CHAUDS avec quelques gouttes d'essence de plantes (comme la mandarine ou le romarin) permettent de relaxer le corps tout en favorisant l'élimination des toxines par la peau. On peut y adjoindre du bicarbonate de soude 250 g pour neutraliser toute acidité de la peau.

Les BAINS DÉRIVATIFS découverts par Louis Khune et remis à l'honneur par France Guillain sont un moyen facile d'éliminer les toxines de notre corps. Tout comme les animaux qui se lèchent en permanence au niveau du sexe pour maintenir la température corporelle et éliminer leurs toxines, le bain dérivatif ou sa version moderne avec les poches de gel mises au congélateur et appliquer au niveau du sexe (cette zone étant la plus innervée de l'organisme elle répercute immédiatement à l'ensemble du corps cette détoxication et cette régulation).

Cela permet d'équilibrer la température du corps soit par trop forte chaleur ou d'accompagner les réactions du corps lors de fortes fièvres.

De la même façon, une ENTORSE de la cheville placée alternativement dans un bain d'eau salée glacée et un bain d'eau salée le plus chaud possible se termine en quelques minutes.

Tout comme l'univers, nos corps sont faits de vibrations sonores, vibrations colorées, vibrations lumineuses. En tant qu'artiste je me plais à jouer avec elles. L'écoute de VIBRATIONS sonores basées sur la vibration 432 hertz fréquence de la terre et ses harmoniques sont un puissant facteur de régénération, entre autres la FRÉQUENCES 628 Hz fréquence de l'amour, fréquence réellement miraculeuse que Gauthier Michel met à notre disposition.

Cela permet de sortir de la gamme de fréquences manipulatrices mises en place par joseph Goebbels de sinistre mémoire : la fréquence 440 m.

L'écoute quotidienne de cette fréquence 628 z est vraiment très puissante.

Pourquoi la musique est bonne pour le cerveau ?

La musique est aussi universelle que le langage. Elle est présente dans toutes les sociétés depuis la nuit des temps. Les premiers instruments de musique découverts par les archéologues, des flûtes taillées dans des os d'animaux, ont 35 000, voire 40 000 ans. Les airs fredonnés ne laissant pas de fossiles, le chant a dû apparaître bien avant cette époque préhistorique. Quel impact a la musique sur notre cerveau ?

La musique comme toute forme d'art est pré-verbale. Elle parle directement à notre être, à notre âme en tant que vibrations sonores.

L'écoute de la musique peut affecter notre corps physique, une légère sudation et une modification des rythmes respiratoire ou cardiaque, un phénomène physiologiquement comparable à l'orgasme. La musique sollicite le circuit de la récompense dans le cerveau, augmente la libération de dopamine, le neurotransmetteur responsable du plaisir. C'est ce qu'a révélé, en 2011, une équipe canadienne de l'université McGill dans la revue Nature Neuroscience en utilisant des techniques d'imagerie cérébrale (IRM et TEP). Voilà ce qui nous incite à renouveler l'expérience, la musique pouvant engendrer une certaine addiction... parfaitement inoffensive. Elle ne se contente pas de nous interpeller au niveau émotionnel, elle laisse dans nos cerveaux des traces durables, que l'on soit musicien ou simple auditeur.

Comme le relate GWENDOLINE DOS SANTOS à propos des recherches du professeur Hervé Platel, l'un des premiers chercheurs dans les années 90 à avoir observé le cerveau sous l'influence de la musique grâce à l'imagerie par résonance magnétique. Avec son équipe, ce professeur de neuropsychologie de l'Inserm, de l'université de Caen, a réussi à mettre en évidence les réseaux du cerveau impliqués dans la perception et la mémoire musicale. Jusque-là, on pensait que les deux hémisphères du cerveau jouaient un rôle complémentaire, le gauche intervenant dans la logique et le langage, le droit dans la partie artistique. « Or la musique engage le cerveau dans sa globalité, elle le sollicite dans des zones qui ont des fonctions beaucoup plus larges », explique le chercheur. Ecouter une œuvre musicale crée dans le cerveau une véritable « symphonie neuronale » mettant en jeu les quatre lobes cérébraux, le cervelet ou encore l'hippocampe, surtout connu pour son rôle dans la mémoire. C'est d'ailleurs dans l'hippocampe qu'avec son équipe

Hervé Platel a découvert, en 2010, qu'il y a plus d'activité cérébrale chez les musiciens que chez les non-musiciens et que la quantité de neurones augmente en fonction du nombre d'années de pratique et de l'intensité de cette dernière. On retrouve la plasticité de notre cerveau.

Au fur et à mesure qu'on apprend à jongler ou à parler le russe, l'apprentissage développe des zones du cerveau – c'est l'une des propriétés fondamentales de ce dernier. En fonction des exercices qu'il pratique et des stimulations qu'il reçoit, il crée de nouveaux neurones (la neurogenèse), mais surtout multiplie les connexions (les synapses) pour optimiser ses performances : c'est la fameuse plasticité cérébrale.

Il en va de même quand on s'initie à la musique. Même s'il apprend très tard à jouer d'un instrument, le cerveau se modifie : la musique le « muscle » et l'enrichit d'une large palette de capacités cognitives. Cet entraînement neuronal bénéficie d'autant plus aux enfants musiciens. « Avant l'adolescence, le cerveau étant encore immature, chaque nouvel apprentissage bouleverse sa structure », explique Hervé Platel, la pratique d'un instrument développe les régions traitant les informations motrices – qui ne seront d'ailleurs pas les mêmes chez un pianiste et un violoniste –, mais aussi très largement celles du langage, avec qui elle partage plusieurs aires communes, en plus de la mémoire et du plaisir. L'enfant musicien obtient ainsi de meilleures performances motrices, acquiert un vocabulaire plus large, développe une facilité plus grande à lire, écrire, apprendre des langues étrangères, comprendre les mathématiques, affiner des raisonnements, devenir logique... jusqu'à se montrer meilleur aux tests de QI que ses camarades non-musiciens. La musique rend-elle plus intelligent ? " Apprendre le solfège, maîtriser un instrument, s'obliger à se synchroniser avec les autres musiciens sont des activités extrêmement exigeantes qui vont stimuler de nombreuses parties du cerveau, les développer et entraîner quantité de bénéfices dont il gardera trace toute sa vie, même s'il arrête plus tard la musique », note l'expert.

La musique a non seulement un impact sur le fonctionnement de notre cerveau et nos compétences intellectuelles, mais aussi des propriétés thérapeutiques étonnantes. Les ateliers de musique se multiplient pour aider les malades d'Alzheimer, apaiser leur anxiété, améliorer leur humeur. Fait totalement inattendu : « Chez les malades d'Alzheimer, la mémoire musicale résiste, même à un stade très sévère. Leur cerveau continue d'encoder des informations », s'enthousiasme Platel, qui travaille sur les maladies neurodégénératives.

Si on fait écouter des mélodies nouvelles à des personnes présentant des amnésies majeures, elles sont capables, plusieurs mois plus tard, de les fredonner. Leur hippocampe a beau être dégradé, la mélodie persiste dans leur tête. En fait, la mémoire emprunte un autre chemin, moins vulnérable aux lésions cérébrales. « Nous sommes actuellement en train de lancer une étude qui va permettre d'observer le cerveau de personnes très atteintes pour comprendre le cheminement de cette mémoire inconsciente », confie le neuropsychologue.

De nouveaux champs thérapeutiques sont découverts en permanence. La musicothérapie trouve sa place dans le traitement du stress, de la douleur, de la dyslexie, entre dans les services de psychiatrie... Parfois, elle semble agir miraculeusement. L'apprentissage du piano aide les victimes d'un AVC à retrouver leurs capacités motrices, le chant, la parole. Une musique au rythme adapté assure et uniformise la marche des patients ayant une activité motrice désordonnée pour cause de maladie de Parkinson. « La musique adoucit les mœurs », dit le proverbe. Preuve est faite par les neurosciences.

Si l'on prend en compte les découvertes du professeur Bo à propos de ce méridien capital qu'est le méridien autour de l'ombilic, il peut être judicieux de le MASSER régulièrement à différentes profondeurs pour libérer les nœuds qui peuvent s'y trouver et par là même améliorer notre bien-être physique comme psychique. Il existe certains appareils de massage qui peuvent nous aider à le pratiquer ou bien se tourner vers un praticien de Chi Nei Tsang qui saura nous aider à libérer cette zone si précieuse et si particulière pour notre équilibre.

Personnellement depuis que j'ai pris connaissance du travail du professeur Bo je le fais régulièrement, je me suis aperçue que quelques fois, cela libérait des tensions dans mon dos qui en fait provenait du système digestif. Il ne faut pas hésiter à masser quelquefois très profond alors que d'autres fois effleurer suffit. À vous d'expérimenter.

La BIENVEILLANCE à l'égard de nous-mêmes en nous souvenant des travaux sur l'EAU de Masaru Émoto est importante dans notre retour vers la santé.

L'eau perçoit nos intentions, nos émotions, nos pensées ou paroles et les traduit en cristaux harmonieux ou dysharmonieux en fonction de celles-ci. Sachant que nous sommes composés de 70 % d'eau, nous pouvons user de bonté vis-à-vis de nous-même cela s'imprimera dans l'eau de nos cellules.

Il n'y a pas d'erreur juste, de l'expérimentation c'est ainsi que fonctionne l'apprentissage sur la terre.

Si nous prenons en compte l'expérience d'Alexis Carel et de la nécessité pour nos cellules de baigner dans un milieu extra-cellulaire sain pour qu'elles puissent se régénérer, il peut être opportun d'améliorer notre milieu intérieur.

Dans ce domaine, les travaux de René Qinton sont d'un apport inestimable et eurent en son époque des répercussions considérables dans les domaines scientifique, thérapeutique et philosophique. Grâce aux dispensaires marins implantés partout en France depuis 1904, René Quinton a sauvé des dizaines de milliers de vies avec son PLASMA de QUINTON à base d'eau de mer. Produit prescrit pour de nombreuses pathologies et sans effet secondaire connu ! A base d'eau de mer et de source, le plasma de Quinton ravive les défenses immunitaires comme aucun autre composé qu'il soit naturel ou synthétique mais il ne coûte pratiquement rien !!! Le plasma marin apporte au corps les éléments essentiels à l'activité cellulaire et renforce les défenses immunitaires. La méthode vise à remplacer, comme pour un aquarium, l'« eau polluée » du milieu intérieur par de l'eau marine saine, particulièrement adaptée à la physiologie cellulaire. En pratique on peut utiliser au quotidien des ampoules buvables de plasma de Quinton en isotonie c'est-à-dire à la même concentration que notre liquide interstitiel. Ceci entre une et trois ampoules par 24 heures en cas de déminéralisation ou de fatigue. Par ailleurs il peut être utilisé en injection par des professionnels de santé en cas de douleurs articulaires. En effet des injections à proximité des disques intervertébraux permettent à ceux-ci de récupérer petit à petit leur épaisseur et de faciliter le bon fonctionnement de l'articulation concernée sans opération.

L'ARGILE verte dite la Montmorillonite est un élément intéressant à utiliser à la fois comme alcalinisant, reminéralisant ou pour aider à se purifier des parasitoses. En interne, elle est revitalisante et désinfectante pour le tube digestif et calme les gastro-entérites, absorbe les gaz intestinaux et permet de lutter contre la décalcification puisqu'une partie de ses minéraux est absorbée par l'intestin. Elle a également la remarquable particularité d'absorber la réactivité et les métaux lourds toxiques pour l'organisme. Elle peut se sucer comme un bonbon en l'insalivant bien ou se boire sous forme d'eau argileuse que l'on aura laissée reposer toute la nuit et que l'on peut boire au matin en laissant le reste d'argile au fond du verre. Une cure de trois semaines peut être intéressante pour une reminéralisation efficace. Attention de boire suffisamment au cours de la journée pour éviter un effet constipant.

LES CATAPLASMES D'ARGILE sont une des multiples ressources pour accompagner le nettoyage du corps et sa guérison. D'une oreille à l'autre pour les OTITES, la douleur passe en cinq minutes et en trois heures, l'otite est terminée. Dans le cas des brûlures, les cataplasmes d'argile sont aussi un outil majeur de récupération et d'anti douleur. C'est un cicatrisant qui ne laisse aucune marque. À l'époque où je cuisinais encore, j'en avais toujours un pot à disposition prêt à l'emploi pour quand je me brûlais. Je n'avais jamais de cicatrices en le mettant aussitôt après la brûlure. L'argile est comme une tête chercheuse allant traiter là où le corps a besoin.

Elle peut être aussi utilisée sur le bas-ventre chez la femme enceinte pour aider l'enfant à se retourner quand il n'est pas positionné correctement.

LES CATAPLASMES d'HUILE DE RICIN sont d'une efficacité incroyable pour libérer la douleur d'une détoxication et faciliter le travail des leucocytes. C'est tellement efficace que s'en est presque magique, en quelques minutes la douleur s'efface, la congestion se libère. Même quand il n'y a pas de douleur, vous pouvez aussi les utiliser quotidiennement pour décongestionner les zones cruciales de l'organisme que sont les glandes thyroïdes, surrénales, la zone du foie ou du pancréas par une application quotidienne de ces cataplasmes. C'est un complément indispensable au travail de régénération. Cette fragilité, au niveau de mes yeux en a largement profité, mieux que tous les collyres.

Le CITRON est un antibiotique antibactérien et antiseptique particulièrement puissant. Son action sur les virus est tout aussi intéressante mais moins large que son action anti bactérienne. C'est un bon remède à la fatigue passagère à tous les maux divers : refroidissements, maux de gorge, maux de tête, grippe. C'est un excellent cicatrisant et désinfectant de la peau c'est un des meilleurs remèdes contre les saignements de nez ou autre coupure et plaies. Le citron est très efficace pour nettoyer le sang, la lymphe tout en stimulant efficacement le foie, le pancréas, les reins. Pour drainer le foie et la vésicule biliaire, il est extraordinairement efficace, il permet de diminuer l'hypertension, c'est un antioxydant même s'il est moins puissant que le Curcuma, la Cannelle ou le Gingembre.

Très riche en vitamine C, il contient aussi du potassium, du calcium, du phosphore ainsi qu'une petite quantité de fer, de cuivre, de magnésium, de vitamine A et même de petite quantité de vitamines du groupe B. Il contient aussi des caroténoïdes et des coumarines.

Il ne présente pas de contre-indication et il est très efficace pour évacuer les toxines c'est un épurateur majeur de tout l'organisme.

La cure de citron peut être très intéressante pour purifier l'organisme au printemps et à l'automne.

Elle permet de stimuler la sécrétion de la bile qui a pour rôle principal de favoriser l'absorption des graisses ainsi que leur expulsion. Le citron agit positivement sur le foie et possède une action alcalinisante.

La CURE DE CITRON consiste à utiliser le jus d'un citron biologique le premier jour et de le boire dans un verre d'eau puis d'augmenter chaque jour le nombre de citrons utilisés pour arriver jusqu'à 10 citrons le 10^{e}

jour pour les personnes qui le tolèrent puis on diminue chaque jour d'un citron jusqu'à ce jusqu'à revenir au citron quotidien. La cure dure donc 19 jours. Ou plus.

Cela peut se boire au cours de la journée. Comme toujours, il est important d'agir en fonction de son ressenti pour éviter les réactions de détoxication massive provoquée grâce à l'action puissante du citron.

Le citron peut être aussi utilisé en gouttes pour les yeux même si ce n'est pas agréable sur l'instant c'est d'une efficacité remarquable. Le mettre avec une pipette de préférence en étant allongé et poser ensuite la paume de mains sur les yeux le temps de le laisser agir quelques instants.

Cela libère de toutes les congestions et est plus efficace que tous les collyres. Alterné avec les cataplasmes d'huile de ricin, cela libère toutes les tensions de cet organe si précieux.

Un bâton de RÉGLISSE mis dans une bouteille d'eau ou mâcher permet de faciliter le renfort de surrénales au quotidien.

LES PLANTES MÉDICINALES peuvent être d'un grand secours.

Chez *ABC de la nature* les mélanges mise au point par Thierry Casasnovas couvrent tous les besoins nécessaires au rétablissement du corps humain.

Les plantes de ces mélanges sont utilisées dans leurs totum pour profiter de leurs bienfaits au maximum. Leurs réserves ont une grande rotation ce qui permet d'avoir des plantes les plus fraîches possible.

Quant aux HUILES ESSENTIELLES elles font merveilleuses, utilisées à bon escient. Pour les états déprimés, fatigués : huile de Marjolaine associée à celle de Basilic au creux des mains en les frottant l'une contre l'autre, sous la plante des pieds ainsi que sur le plexus solaire sont très efficaces. Tout comme l'huile de Millepertuis en Massage sur le ventre. Pour décongestionner le foie, le Romarin *a verbenum* en massage est souverain.

Le massage se fait toujours dans le sens des aiguilles d'une montre.

L'Origan est un antiseptique majeur pour l'organisme. Il permet de rééquilibrer l'organisme et venir à bout de la plupart des infections sans avoir recours à une antibiothérapie pas toujours efficace du point de vue de l'infection mais toujours perturbatrice au niveau du Biot intestinal.

Dans la constipation, l'huile de Gingembre diluée dans une huile neutre est intéressante à utiliser en massage au niveau du ventre. De plus, en massant les huiles essentielles sous la plante des pieds, cela permet de stimuler toutes les zones réflexes du système digestif.

Ayons la précaution de ne pas les utiliser en continue plus de trois semaines de suite.

La série BIÔ'AROMATIQUES BBS (11 préparations) mise au point par Nelly Grosjean est très intéressante à utiliser en accompagnement de cette remise en forme selon les besoins de notre corps. Leur absorption par la peau au niveau des paumes de mains et de la plante des pieds se fait sans difficulté. On peut aussi les prendre dans un peu de miel ou en les lapant dans le creux entre le pouce et l'index. La série Bio aromatiques s'échelonne du bio tonique important pour stimuler les surrénales, au bio circulatoire, au bio digest, au bio fresh, au bio harmonie, au bio migraine, au bio élimine, au bio relax, au bio respire au bio souple et au bio stress.

À vous de choisir celle qui vous correspond et dont vous avez besoin.

En massage quotidien dans une huile de rose ou d'amande douce, quelques gouttes de bois de rose, de géranium et de carotte sont un régénérant pour la peau bien plus efficace que toutes les crèmes mirobolantes proposées à grand renfort de publicité.

Le gel d'ALOÉ VÉRA est aussi un bon protecteur et nourricier de la peau. En interne dans les jus, c'est aussi un bon cicatrisant de la muqueuse stomacale ou intestinale.

À une époque où nous sommes tellement envahis par la chimie, il est bon de retrouver les connaissances empiriques de nos grands-parents sur les plantes et un certain nombre de produits naturels d'usage quotidien.

Le BICARBONATE DE SOUDE est idéal dans un bain chaud pour désenflammer une peau sensible et l'aider à éliminer ses toxines ; ou bien encore l'utiliser comme dentifrice en le mettant au creux de la main tapotant la brosse humide avec.

À la fois il limite la formation de tartre et neutralise l'acidité buccale.

LA CHALEUR

Personnellement je me suis toujours aidée de la chaleur pour faciliter ma vie. Après mes journées intenses de 12 heures de concentration quand je travaillais au cabinet, j'aimais soit prendre un bain chaud ou m'envelopper dans une couverture chauffante ce qui permettait à mon corps de se détendre et de retrouver son bien-être.

Il est possible d'utiliser aussi le HAMMAM, le SAUNA ou les ENVELOPPEMENTS CHAUDS pour AIDER à notre détoxication par l'élimination des toxines au travers de pores de notre peau. Adjoindre éventuellement une poche glace placé au niveau sexuel à ces enveloppements crée des variations de température propices à l'activation des éliminations.

LE BROSSAGE de la PEAU A SEC, soit avec une brosse à long manche soit avec un gant de sisal et de soie, pour enlever les cellules mortes et stimuler la lymphe réduisant ainsi les dépôts acides de la peau est une pratique à mettre en place quotidiennement.

La position de nos TOILETTES modernes est anti physiologique et ne facilite pas l'élimination des déchets stockés dans notre intestin.

Or du bon état de nos intestins dépend le bon état de notre psychisme et de nos pensées.

Nous pouvons les améliorer en positionnant devant la cuvette des VC un petit tabouret qui nous permet de surélever nos pieds et de retrouver une position beaucoup plus physiologique, ce qui favorisera l'évacuation plus naturelle de nos intestins.

TRAMPOLINE

Avoir un trampoline chez soi est une merveille, même petit individuel, les enfants l'adorent et pour les adultes chacun va à son rythme. Cela permet de faire de l'exercice en douceur ou plus intensivement, de stimuler tous nos muscles et de faire bouger notre lymphe afin que les toxines soient remises en circulation avant d'être évacuées vers nos émonctoires.

LA MARCHE PIEDS NUS

N'oublions pas non plus une pratique puissante pour se régénérer qu'est de marcher pieds nus sur la terre. Le magnétisme terrestre nous permet de nous recharger et de nous libérer des tensions inutiles accumulées par notre mode de vie si perturbant, souvent assis devant nos écrans d'ordinateur ou de télévision Même en ville nous pouvons trouver un petit coin de verdure pour marcher pieds nus sur la terre. Ne nous privons pas de cette ressource gratuite, efficace et généreuse pour nous ré-harmoniser aux énergies du ciel et de la terre.

De plus en plus un certain nombre de coureurs à pied se sont mis à courir pieds nus ou en chaussures minimalistes. Ils découvrent que le mal de dos et les douleurs musculaires disparaissent par la pratique de la marche et de la course à pied nu. La faculté d'adaptation du pied permet d'éviter les traumatismes des membres inférieurs et de la colonne vertébrale. En recueillant l'information le pied l'amorti et permet une adaptation de tout le corps. Il est certain que se mettre à courir pieds nus nécessite une réadaptation et la nécessité d'y aller progressivement sur des temps courts.

Je me souviens avoir observé une enfant qui avait été allaitée, porté depuis sa naissance. Quand elle a commencé à marcher c'était étonnant de constater comment ses pieds étaient musclés. Chaque orteil se mouvait indépendamment pour s'adapter aux aspérités du sol.

Personnellement ayant la chance d'habiter au bord de la mer j'aime aller marcher quotidiennement sur le sable les pieds dans la mer. Marcher dans la mer jusqu'à la taille où jusqu'au cou en fonction de la température est d'un grand bienfait même en hiver. On se sent revigoré, tonifié.

Par ailleurs le fait de marcher active aussi tous nos systèmes, nos endorphines de détente de plaisir notre sérotonine si nécessaire pour notre tranquillité mentale. C'est souvent une très bonne thérapeutique par rapport aux problèmes de constipation. La marche régule le péristaltisme intestinal d'une façon souvent plus efficace que les laxatifs.

N'importe qui peut la pratiquer à tout âge, chacun à sa cadence à son rythme.

La marche nous permet d'apprécier le fait avoir un corps si parfait dans sa capacité a rétablir notre équilibre, deux jambes pour nous soutenir et nous promener, deux bras pour nous équilibrer et prendre la vie à bras-le-corps, deux yeux pour apprécier la beauté de la nature, un nez pour jouir de ses parfums, une bouche pour en goûter les saveurs, des oreilles pour nous régalez du bruit des vagues ou du chant des oiseaux. La marche nous permet de mieux apprécier ce que nous tenons pour acquis ce corps qui nous accompagne le temps de notre vie terrestre.

Chaque jour nous utilisons des produits de beauté cosmétiques sans vraiment réalisé l'impact qu'ils peuvent avoir sur notre corps, sur notre environnement et sur la planète Les PRODUITS de BEAUTÉ représentent un risque de pollution et de perturbation très important de nos équilibres physiques et psychiques. A moins d'utiliser des produits cosmétiques bio et naturels les intoxications et allergies résultant des produits chimiques liés insidieusement aux cosmétiques sont colossaux. D'après une étude réalisée par Notéo institut et publié en septembre 2013 40 % des produits cosmétiques contiennent des perturbateurs endocriniens spécialement les vernis à ongles 74 % les fond de teint 71 % les produits de maquillage pour les yeux 51 %.

La fondation Suzuki qui a publié sur son site Internet la liste des 12 ingrédients à éviter lors de l'achat de toute lotion, shampooing, déodorant, maquillage dont nous avons pris l'habitude d'enduire notre corps. Des chercheurs américains ont découvert qu'un huitième des 82 000 ingrédients entrant dans la composition des produits de soins personnels sont des produits chimiques industriels cancérigènes qui comprennent des pesticides, toxines reproductives, plastifiants et dégraisseurs. De quoi faire pâlir les consommateurs mais il suffit de regarder attentivement la liste d'ingrédients sur votre bouteille de shampoing ou de votre tube de crème pour les mains.

Cependant cette liste rédigée en très petits caractères, dans un langage scientifique et technique ne permet pas toujours d'identifier au premier coup d'œil quels sont les ingrédients représentant un vrai danger pour la santé. Ces ingrédients se retrouvent très souvent dans les fragrances ou les parfums. Sur le site internet cité plus haut il est mentionné que « les formules des fragrances sont des secrets de fabrication, les manufacturiers ne sont pas tenus de divulguer les produits chimiques qui les composent. Plus de 3 000 produits chimiques sont utilisés pour créer ces « fragrances », qui sont le résultat de savants mélanges. Jusqu'à 80 % d'entre elles n'ont jamais fait l'objet de tests pour savoir si elles sont dommageables pour la santé humaine. " La fragrance se retrouve dans d'autres produits de soins personnels détergents lessives, produits de nettoyage... Certains « produits étiquetés comme " sans fragrance ou « sans odeur » peuvent contenir une fragrance, dissimulée grâce à un agent masquant qui empêche le cerveau de percevoir l'odeur ».

Voici six des substances toxiques à ne pas manquer :

1-BHA et BHT

Ils se retrouvent dans les produits hydratants, le maquillage et d'autres produits et sont suspectés d'interférer avec les fonctions hormonales et d'être cancérigène (BHA). Ils sont nocifs pour les poissons et la faune.

2-Les colorants dérivés du goudron de houille

Le P-PHENYLÈNEDIAMINE et des colorants identifiés par " CI " suivi de cinq chiffres. La p-phénylènediamine est utilisée dans certaines teintures pour cheveux ; d'autres couleurs sont employées dans de nombreux produits cosmétiques. Ils pourraient être cancérigènes et contenir des métaux lourds toxiques pour le cerveau

3-Les ingrédients reliés au DEA

Le COCAMIDE DEA et LAURAMIDE DEA. Se retrouvent dans les cosmétiques crémeux et moussants tels que les produits hydratants et shampooings. Ils peuvent réagir avec d'autres substances et former des nitrosamines cancérigènes. Nocifs pour les poissons et la faune.

4-DIBUTYL PHTHALATE

Le phthalate de dibutyle est utilisé comme plastifiant dans les produits pour les ongles. Il est considéré comme toxique pour la reproduction et suspecté d'interférer avec la fonction hormonale. Nocif pour les poissons et la faune.

5-Les libérateurs de formaldehyde

Le DMDM HYDANTOIN, DIAZOLIDINYL UREA, IMIDAZOLIDINYL UREA, METHENAMINE et QUARTERNIUM–15. Ces agents de conservation sont utilisés dans une large gamme de produits cosmétiques. Ils libèrent de façon lente et continue de petites quantités de formaldéhyde, substance hautement cancérigène.

6- Les parabens

Tous les ingrédients se terminant par " PARABEN « . Ils sont largement utilisés comme agents de conservation. Ils sont considérés comme perturbateurs endocriniens et pourraient interférer avec les fonctions reproductrices mâles

Les six autres éléments toxiques dissimulés dans les produits de beauté sont des composés organiques volatiles (butane propane) qui sont utilisés comme gaz propulseurs dans les mousses à raser les déodorants les laques. Ces composés sont aussi de gros polluants atmosphériques favorisant les cancers

Enfin, n'oubliez pas qu'un produit de beauté qui n'est pas labellisé (bio, 100 % naturel ou autre) contient de nombreux produits chimiques de synthèse, qui, s'ils sont néfastes pour la santé, sont sans aucun doute extrêmement polluants, à la fois lors de la fabrication du produit, mais aussi dans son processus d'élimination (ils ne se dégradent pas facilement).

À nous de rester vigilant tant dans ce que nous utilisons pour nous nourrir que de ce que nous mettons sur notre peau ou sur nos cheveux.

RETOUR A L'UNITÉ : L'EXERCICE

La pratique de l'exercice qui m'est venu il y a presque 20 ans basé sur la physiologie du corps nous permet de retrouver consciemment le contact avec cette force de vie et de pouvoir nous appuyer sur elle pour aller guérir en nous ce qui a besoin de l'être tant sur le plan physique qu'émotionnel, mental ou neuropsychique.

Tout comme un pianiste joue et rejoue quotidiennement ses gammes nous devons pratiquer matin et soir cet exercice de retour à nous-mêmes.

Le matin avant de nous lever et le soir au moment du coucher il comporte deux parties se fait les YEUX FERMÉS

La première partie est un travail de RESPIRATION FORCÉE

On inspire par le NEZ en forçant pour dégager toutes les obstructions du nez et des sinus, on maintient un instant l'air dans notre corps puis on expire fortement Toujours par le NEZ

On fait cet exercice 3 fois de suite

Ensuite, on va CONTRACTER ses FESSES et pousser la LANGUE au creux du palais comme si on voulait traverser le palais, on maintient la contraction sans respirer. Quand on n'en peut plus de maintenir le corps en tension, on RELÂCHE tout. Pareil a une poupée de chiffon, on relâche tout le corps jusqu'au bout des ongles, jusqu'au bout des doigts, jusqu'au bout des cheveux on relâche et on maintient cette détente.

Puis on revient à la contraction on maintient cette contraction puis on relâche on pratique ceci pendant CINQ MINUTES.

Dans le temps où l'on relâche on peut avoir envie de bailler ou de déglutir. C'est effectivement l'opportunité de libérer beaucoup de tensions de notre corps physique.

C'est comme une danse de contraction et de relâchement, contraction et de relâchement. Contraction et de relâchement. Ceci pendant cinq minutes.

Le matin il est préférable de mettre une sonnerie au cas où nous nous rendormions le soir, c'est souvent une très bonne introduction au sommeil.

Pour en retirer tous les bienfaits il est préférable de pouvoir s'y abandonner complètement. Au fur et à mesure de la pratique nous sentirons cette pulsation de joie, de vie La pulsation du corps énergétique qui nous anime jusqu'au niveau de nos cellules.

La pratique consciente de ce retour à la vie nous met en contact avec ce flot de félicité, de créativité, de la vie toujours neuve d'instant en instant.

C'est une réserve de santé de bien-être à notre disposition en permanence. Il suffit juste de la mobiliser en fonction de nos besoins

Et DANS LA JOURNÉE juste de repenser ou de refaire la contraction avec nos fesses ou de pousser notre langue contre le palais 2 OU 3 fois nous permet de retrouver instantanément cet état joie et de sérénité et de nous y maintenir afin d'assumer aisément toutes les fluctuations de nos occupations.

Que nous soyons au volant de notre voiture, que nous soyons dans une file d'attente le deuxième temps de l'exercice peut se pratiquer debout assis, coucher, à volonté les yeux ouverts ou fermés. Le faire matin et soir à notre lever et à notre coucher en étant allongé permet de rentrer encore plus dans l'expérience et de pouvoir profiter davantage de ses bienfaits.

Quand on peut le faire avec un activateur souple dans la bouche les effets s'amplifient encore.

On peut s'en procurer auprès de certains dentistes *
La pratique de cet exercice nous permet d'acquérir un meilleur état dentaire car les dents sont vivantes et, en permanence, elles réagissent aux stimulations positives ou négatives qui les sollicitent. J'ai vu des dents ternes grisâtres jaunâtres reprendre vie comme illuminées de l'intérieur et s'éclaircir par ce travail. Nous retrouvons une meilleure occlusion, de meilleurs appuis dentaires, un meilleur état gingival au niveau de notre bouche sans compter toutes les incidences positives à tous les niveaux de notre corps.

Faire du sport en utilisant ces gouttières souples oblige le corps à une augmentation de l'oxygénation, bénéfique à l'ensemble de notre organisme. En augmentant la détente au niveau de notre système nerveux central comme périphérique, cela relâche automatiquement tous les effets du stress sur tout notre corps.

Lorsque je propose cet exercice à la fin de mes conférences, c'est vraiment merveilleux de voir comment en quelques minutes le visage de tous les participants se modifie, s'illuminen comme éclairé de l'intérieur. Ils ont relâché beaucoup de tensions grâce à cet exercice d'une simplicité enfantine qui n'est que le fonctionnement normal de votre corps mais que l'on rend conscient.

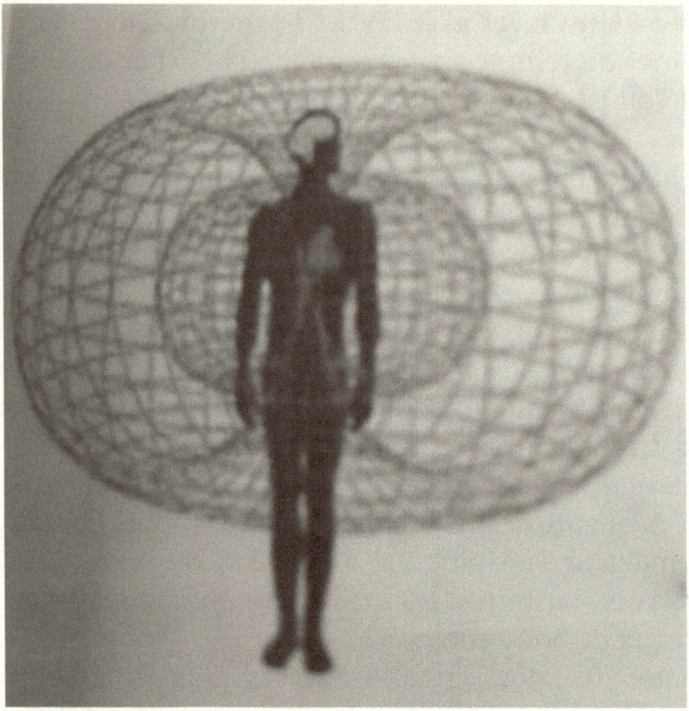

La pratique consciente de cet exercice nous montre que notre corps fonctionne comme un double vortex qui s'auto alimente en permanence, renouvelant son énergie à l'infini, accordé au tempo de l'univers. En effet, tout dans l'univers fonctionne suivant ce principe harmonisant énergie tellurique, énergie cosmique comme l'a montré le film THRIVE. Il nous ramène en permanence à l'énergie du point zéro, énergie de tous nos possibles, dont nous étions porteurs à notre naissance.

Pour nous, en tant que praticiens, cela nous permet d'inscrire nos traitements dans la durée. Se laisser inspirer à chaque instant par l'énergie du patient permet de l'accompagner véritablement au tempo de son évolution.

Cet exercice nous permet de revenir facilement dans notre corps alors que nous nous situons le plus souvent dans nos pensées dans notre tête avec le disque répétitif qui s'y déroule à notre insu en permanence. Grâce à lui nous reprenons contact avec notre vibration et nous nous laissons inspirer par elle.

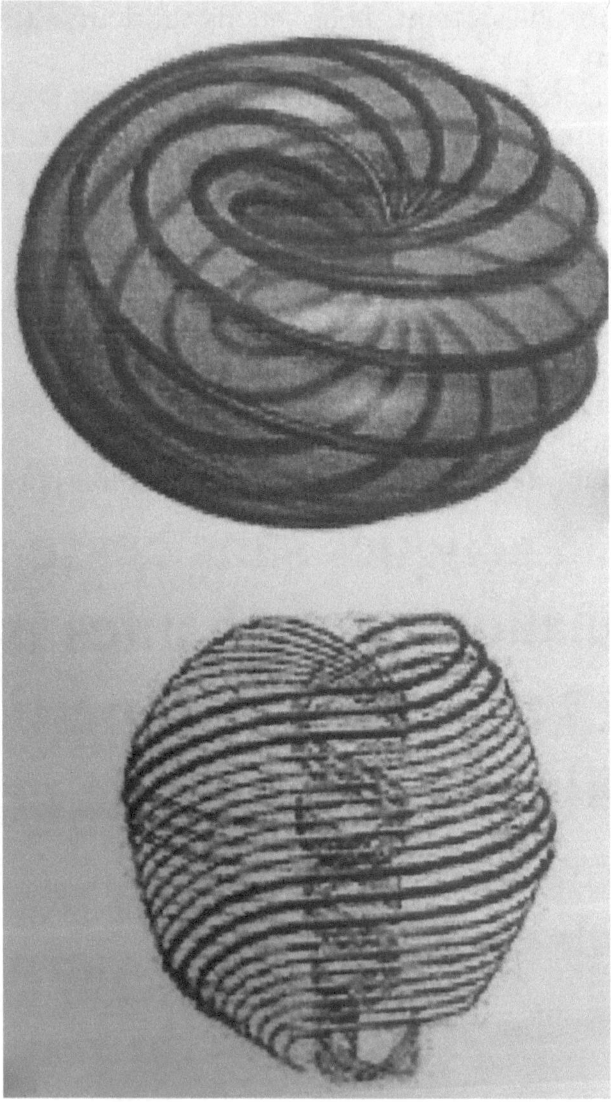

Par cet exercice, nous réintégrons notre corps, notre corps intérieur, notre corps cellulaire et nous pouvons alors nous libérer facilement de ce mental répétitif qui tourne en rond dans notre tête, inconsciemment. Nous habitons alors le corps et pouvons retrouver cet état de sérénité et de bien-être qui est notre état normal, état de présence à qui nous sommes véritablement. Nous pouvons alors vivre la vie, libre de tout conditionnement. Nous ne pensons plus mais les idées qui nous viennent s'accordent au tempo de la vie, répondant à nos nécessités de l'instant, par des intuitions toujours parfaitement adaptées.

Cela permet de mettre nos têtes en vacances, et dans cet espace enfin rendu disponible, de laisser émerger les impulsions créatrices, les idées nouvelles qui, à chaque instant rendent nos vies magiques.

Il est CAPITAL d'intégrer que cet exercice n'est pas une technique de plus dans l'arsenal thérapeutique mais seulement retrouver CONSCIEMMENT le fonctionnement normal du corps humain, de l'ÊTRE HUMAIN tel que le vivent les populations dites primitives les pieds sur terre, la tête au ciel, les antennes déployées surtout quand elles ont gardé l'alimentation traditionnelle.

Être complètement présent dans notre corps à nos sensations, à nos perceptions, à ce que nous faisons nous permet de VIVRE DANS LE PRÉSENT. Nous cessons enfin de nous projeter dans un futur hypothétique ou d'être ramené dans notre passé souvent perturbé. Nous pouvons alors vivre en UNITÉ en adéquation avec cette énergie qui nous anime cette énergie de vie et d'amour que nous sommes et sortir de la dissociation de la séparation. Cette dissociation est la cause profonde de nos états d'épuisement de mal-Être et de maladie. Seule la COMPRÉHENSION du SENS véritable de notre vie nous permet de quitter l'ornière dans laquelle nous nous sommes laissés embourbés, enlisés. Cette perte de sens amène cet épuisement et induit souvent par la suite des déséquilibres au niveau métaboliques ou structurelles Comprendre que nous sommes précieux indispensable. Comme le dit Eckhart Tolle, « Nous sommes la VIE, la vie sans forme avant qu'elle ne se transforme en une multitude de formes. Nous sommes uniques et que le monde a besoin de la lumière et des talents de chacun pour que le diamant de l'univers retrouve son éclat. Chaque Facette du diamant doit pouvoir rayonner de cette lumière qui nous anime Ce n'est qu'en renouant avec cette unité, avec la Vie qui nous anime que nous retrouvons une santé optimale. En effet c'est cette énergie de vie et d'amour qui guérit nos déséquilibres, nos mal-être.

Commencer à danser avec cette énergie de Vie, la faire nôtre, en conscience, se l'incorporer par cette pratique permet de goûter, savourer et jouir de cet infini potentiel toujours disponible pour chacun de nous.

Une transmutation peut s'amorcer en nous dont les vibrations vont se propager dans tous les niveaux de notre Être.

Vivre en unité avec cette énergie de vie nous permet de rester ancrés dans cet instant présent où la vie se déroule libre et riche de tous ses possibles. Ne dit-on pas d'un cadeau que c'est un présent alors FAISONS DE NOTRE VIE UN CADEAU EN VIVANT DANS LE PRÉSENT offert à chaque instant ici et maintenant.

Mettons en pratique ces paroles de Steve Job grand frugivore et grand visionnaire « Votre temps est limité, ne le gâchez pas en menant une vie qui n'est pas la vôtre. Ne soyez pas prisonnier de la pensée d'autrui. Ne laissez pas le brouhaha extérieur étouffez votre voix Intérieur. Ayez le courage de suivre votre cœur et votre intuition L'un et l'autre savent ce que vous voulez réellement devenir Le reste est secondaire »

LE PLAISIR, LE JEU, L'ENTHOUSIASME AU SERVICE DE LA VIE

Dans le mode d'emploi originel de notre machine humaine, le PLAISIR était au service du but de la vie, au service de notre être.

En effet, quand nous mangeons instinctivement des fruits des légumes en fonction des besoins de notre corps sélectionnés par notre odorat puis testés par notre goût, le plaisir de l'aliment adéquat lumineux réveille un plaisir qui s'étend non seulement à tous nos sens, à toutes les cellules de notre corps physique, mais jusqu'à notre corps énergétique et l'ensemble de nos autres corps.

C'est une danse qui s'installe dans chaque cellule de notre corps physique et qui se répercute à tous les autres niveaux de notre être vibratoire. C'est vraiment une sensation de plénitude dans l'instant.

Avoir introduit une alimentation anti physiologique pour notre corps humain nous a fait perdre cette notion capitale du plaisir au service de l'être, au service de la conscience, au service de la vie et nous nous sommes mis à rechercher le plaisir pour le plaisir ; déconnecté de sa véritable finalité. Nous avons perdu le sens de nos vies : DEVENIR CONSCIENT de l'être qui nous anime.

Nous nous sommes coupés de notre corps, de nos sensations, de nos besoins réels. Avoir privilégié le mental, la pensée nous a fait perdre contact avec le fonctionnement normal de l'être humain.

Le petit enfant est encore en contact avec sa force de vie et celle-ci l'emporte dans son JEU.

En effet le jeu est le principe même de la vie. Il l'entraîne dans son enthousiasme à expérimenter, à découvrir le monde, à faire et refaire maintes fois l'expérience pour en découvrir toutes les facettes.

Et comme disait André Stern dont les parents ont respecté les rythmes d'apprentissage sans le mettre à l'école, mais l'ont laissé suivre les impulsions de ses envies, de ses désirs d'apprentissage et de connaissances. :

« Je suis un grand enfant de 42 ans qui n'a jamais cessé de jouer avec enthousiasme ». Au Jeu de la Vie, il a ainsi développé de multiples capacités en fonction de ses intérêts et qu'il a parfois laissé évoluer en centres d'activités rémunérés toujours basées sur le plaisir de la création, le plaisir d'être.

Lors de ses conférences il raconte comment l'enthousiasme respecté et accompagné d'un enfant, son fils Antonin, réveille chez les adultes leur propre enthousiasme, leur créativité, le sens de leur valeur.

Un enfant est toujours en contact avec cette énergie de vie et quand elle est respectée, elle peut s'exprimer librement. J'ai la chance d'avoir dans ma famille des enfants élevés de cette façon : l'une d'elle est une artiste qui n'a de cesse de s'exprimer artistiquement de toutes les façons possibles. Un autre a lu très tard, il adorait qu'on lui raconte ou lui lise des histoires. Mais comme il était trilingue quand il a commencé à lire à 10 ans, il s'est mis à dévorer les livres aussi bien en italien qu'en français ou en anglais.

En chaque être humain existe un génie qui sommeille se plaît à répéter André Stern mais qu'il est nécessaire de solliciter pour ne pas le voir se rétrécir à la dimension d'un bonsaï.

Sortons de nos formatages, retrouvons la joie et le plaisir de la découverte, de l'apprentissage en fonction de nos envies et de nos désirs car nous ne retenons que ce qui nous touche émotionnellement le reste nous l'oublions. Cela nous permet aussi de sortir de la compétition car nous possédons tous des compétences et des qualités différentes qui ne demandent qu'à se manifester si nous suivons l'impulsion de notre cœur, de notre créativité.

Je n'étais pas consciente de mes capacités artistiques même si étudiante j'adorais rentrer dans les galeries de tableaux, mais le travail constant avec ma vibration a permis à ces capacités de pouvoir fleurir. Suivre le chemin de l'enthousiasme est toujours un guide très sûr très surprenant, étonnant, qui se renouvelle en permanence dans ses multiples ramifications.

À l'époque actuelle, nous errons en vain en quête de sens à la recherche de plaisirs artificiels qui ne peuvent nous satisfaire : recherche de l'avoir, de l'accumulation, de la possession toujours et toujours plus.

La culture des céréales a entraîné les guerres, la déforestation, le non-respect des autres espèces. A nous d'inverser la machine, de quitter ce monde laborieux et obscur du mental humain et de choisir de vivre à nouveau dans un jardin d'abondance disponible et accessible pour tous.

Quand, au travers de la Permaculture, on rétablit la terre originelle, celle-ci devient productive avec un minimum d'efforts car le système s'entretient de lui-même. Pour une calorie investie, nous en récolterons

300 alors que dans l'agriculture, pour une calorie récoltée il a fallu en investir 20. Cela se passe de commentaires.

À nous de nous réapproprier le plaisir et le jeu au service de notre expérimentation pour retrouver cet état de joie de félicité, chemin vers notre santé optimum.

Comme le souligne encore Irene Grosjean, l'alimentation physiologique grâce aux nombreux minéraux qu'elle apporte permet à nos cellules de connecter les vibrations élevées de l'univers pour capter l'intelligence de la vie et nous harmoniser avec elle. Alors qu'une alimentation non adaptée nous amène vers une perte de sens, une désorganisation de l'information cellulaire par intoxication de nos propres cellules et leur déprogrammation de l'information originelle. D'où la maladie physique ou psychique, le mal-être, la dépression. Seules la détoxication et la mise en place d'une alimentation appropriée permettront la reprogrammation cellulaire, gage de bonne santé à tous les niveaux de notre Être.

Cela a des conséquences considérables pour mener nos vies en adéquation avec le rythme de l'univers. Lors du Tsunami de 2004 ayant frappé l'Asie du Sud-Est, certaines tribus dites primitives ont de la même façon que les animaux senti l'arrivée du danger et se sont repliées sur les hauteurs bien avant l'apparition du tsunami alors que les hommes dits civilisés sont morts sans rien voir venir. Ces mêmes tribus savent de la même façon trouver l'arbre ou la plante adaptée pour soigner un malade.

Car ils ont gardé leur connexion avec la nature.

NOTRE PAROLE CRÉATRICE

MÉMOIRES DU CORPS
HO OPONOPONO
NOS MÉMOIRES INCONSCIENTES

Comprendre que nous portons en nous tous les univers. Que chaque cellule de notre corps est porteuse de toutes nos mémoires, des mémoires de notre généalogie, des mémoires de l'univers. Quand j'ai commencé à peindre, il m'est arrivé de peindre des scènes dont je n'ai su que deux ans plus tard la signification. C'était des scènes vécues dans d'autres vies mais à l'époque où elles ont été peintes, je ne les connaissais pas, je n'en étais pas consciente. Or, ces mémoires sont actives en nous, si nous sommes attentifs nous pouvons les découvrir.

Le docteur Brian Weiss, éminent psychiatre américain, eut la surprise, alors qu'il faisait travailler une patiente sous hypnose pour l'aider à se libérer de troubles physiques et affectifs de sa vie actuelle, de la voir régresser, non pas à sa petite enfance comme il avait l'habitude avec d'autres patients, mais de la voir basculer dans des vies antérieures. Ce travail qui a duré un an avec cette patiente lui a permis de découvrir l'intérêt de ces mémoires bloqués dans des vies passées et dont la prise de conscience permettait de dénouer des troubles physiques ou psychiques de la vie présente. C'était tellement troublant qui lui a fallu cinq ans avant de publier ses découvertes qui ont bouleversé son exercice et la vie de milliers de personnes. Il a modifié ensuite complètement son exercice et organisé dans le monde entier des stages de régression dans les vies passées qui permettait aux gens de comprendre pourquoi ils avaient telle difficulté relationnelle avec telle personne sans raison apparente puisque le conflit remontait à une vie passée ou au contraire pourquoi elle avait de l'affinité avec telle ou telle autre personne. Pourquoi ils avaient telle ou telle pathologie, pourquoi ils avaient peur de l'eau laquelle se libérait quand ils découvraient qu'ils étaient morts noyés dans une vie précédente. J'ai personnellement vécu une telle maladie appelée maladie karmique.

Je me suis retrouvée un jour avec une douleur très importante au niveau de la clavicule droite qui irradiait vers le cou au niveau de la veine jugulaire. Il n'y avait aucune raison apparente à cette douleur mais au bout d'une semaine, je ne pouvais plus lever mon bras et aucun traitement ne fonctionnait. Ni massage ni ostéopathie ni mésothérapie. Ce n'est qu'après avoir pris conscience, avec la connaissance d'une vie passée où j'étais morte, sur un champ de bataille à l'époque des croisades, par une dague visant le cœur mais qui avait dérapé pour s'enfoncer au-dessus de la clavicule en traversant le cou au niveau de la veine jugulaire exactement à l'endroit où j'avais la douleur dans cette vie présente, que j'ai pu guérir de ce blocage et de cette douleur.

Au niveau de la bouche dans les cristaux dentaires, sont engrammées les mémoires de notre généalogie, de notre histoire. Les cristaux d'émail sont la partie la plus dure de notre organisme et c'est un travail considérable que de libérer ces mémoires car elles sont très enkystées et cristallisées. C'est le mérite du Dr Michelle Marques de partager tout ce travail un livre magnifique : *Les voyageurs du temps*. Elle y relate en effet comment en les décodant au travers des dents, nous pouvons dénouer les fils de nos généalogies. Le travail avec les activateurs précédemment cités est aussi très libérateur à cet égard.

Nous sommes responsables à cent pour cent de nos vies mais parfois, la manifestation ne correspond pas à nos souhaits.

Quand cela se produit, il est important de comprendre alors l'action de ces mémoires inconscientes. Elles agissent au travers de nous à notre insu et de pratiquer sur elles la technique hawaïenne ancienne de libération dite HO OPONOPONO remise à l'honneur par une chamane hawaïenne puis par le docteur Ihaleakala Len. C'est un thérapeute Hawaïen qui a permis aux malades d'un hôpital psychiatrique de retrouver la santé et la vie normale alors qu'ils étaient réputés comme incurables voire dangereux. Il n'a jamais vu ces patients et quand on lui a demandé comment il avait fait, il a répondu : j'ai considéré que si ces patients existaient c'est que certaines parties de moi inconscientes les ont créées et donc en libérant en moi ces parties je les ai libérées à l'extérieur.

J'ai utilisé ces quatre mots :

DÉSOLÉ- PARDON- MERCI- JE T'AIME

DÉSOLÉ d'avoir créé cette situation

PARDON envers ces mémoires inconscientes, je ne savais pas qu'elles étaient en moi

MERCI de m'avoir fait prendre conscience de ce que je créais involontairement

JE T'AIME nous permet de revenir à l'unité de qui nous sommes, sortir de la résistance envers ce qui EST et retrouver l'unité avec la Vie pour que notre lumière, notre Divinité puisse transmuter ces aspects inconscients qui ont juste besoin de conscience, de lumière et d'amour pour être libérés.

Je connaissais depuis longtemps le travail : HO OPONOPONO grâce à Joe Vitale mais je n'avais pas intégré cet aspect avec nos mémoires inconscientes et la vie m'a guidé pour l'apprendre. J'ai eu envied'offrir à une amie le petit livre du Dr Luc Bodin à propos HO OPONOPONO. Je l'ai lu moi-même et la vie s'est chargée de me le faire mettre en pratique. Une nuit, j'avais écrit les deux premiers chapitres de ce livre et au matin une fausse manipulation m'a fait tout effacer. Comme par hasard, il y avait un cours disponible à l'Apple Store à 11 heures pour que je puisse récupérer mes données, ce que nous avons pu faire. Comme c'était assez long, cela m'a permis de pratiquer HO OPONOPONO : il fallait 3 heures pour ce travail qui grâce à HO OPONOPONO s'est réduit à 1 heure.

Pendant ce temps, j'ai pu observer qu'il y avait des iPhone 6 plus toujours disponibles. J'ai pu en réserver un dans la foulée ce qui m'a grandement facilité l'écriture de ce livre. La réappropriation de ses mémoires inconscientes par HO OPONOPONO m'a permis de faire avec facilité et joie tous ces changements.

DÉSOLÉ PARDON MERCI JE T'AIME

Cela nous ramène et nous maintient dans le flux de la vie afin de la vivre avec joie paix et sérénité, comme nous le partage Osho :

« La première et principale chose est d'être dans l'amour avec vous-même. Ne soyez pas dur ; soyez doux, prenez soin de vous. Apprenez à vous pardonner encore et encore, sept fois, soixante-dix-sept fois, sept cent soixante-dix-sept fois. Apprenez à vous pardonner. Ne soyez pas dur ; ne soyez pas antagoniste envers vous-même, alors vous fleurirez. »

— Osho, Ecstasy : The Forgotten Language

LA GRATITUDE

La gratitude envers notre corps qui nous soutient malgré nos erreurs. La gratitude envers notre être qui poursuit son chemin envers et contre tout. La gratitude envers les éléments : le soleil qui nous réchauffe et donne vie à toutes les plantes, les fruits qui nous régalent, envers l'eau qui nous purifie, envers l'air que nous respirons et surtout gratitude envers nous-mêmes qui cheminons malgré les aléas de la route.

Cette pratique de la reconnaissance envers ces cadeaux de la vie au lieu de les tenir pour acquis nous permet d'attirer dans notre vie encore plus de bienfaits et de bénédictions allant même jusqu'à transmuter des situations de mal-être ou de maladie que nous pouvons traverser.

N'oublions jamais que notre pensée est créatrice et si nous sommes présents à chaque instant, attentif à ce que nous voulons voir se manifester à cette Présence qui nous anime, à cette danse de vie en nous, pareils à l'enfant nous pouvons vivre notre vie en créateur, joyeux, enthousiaste découvrant tous les talents cachés en nous-mêmes et qui ne demandent qu'à se manifester.

Retrouvez l'unité avec toutes nos parties inconscientes, nous permet de vivre la Vie comme une célébration de cette énergie qui nous anime, nous impulsant à chaque instant la direction parfaite.

Comme le disait Henri GOUGAUD dans *Le rire de la grenouille :*

« Pourquoi le diable est-il le diable ? Parce que, justement, il est ce qui oppose et non ce qui unit. Il est le contraire de l'esprit de la relation. Et voyez, si l'on obéit à ses incitations carnassières, voyez comme il épuise, comme il fait du dégât, quelle tristesse sournoise il distille, quelles forces il nous prend, pour son seul profit de soudard. Mais... On peut se servir de lui, pour peu qu'on l'invite à jouer. Il importe surtout de ne pas le prendre au sérieux. Alors, même lui peut se laisser amener à servir la vie ».

A nous d'utiliser ces forces d'opposition et de les harmoniser avec l'énergie de vie.

Comprendre que sur le chemin de la vie, il n'y a pas d'erreur, il n'y a que de l'expérimentation, c'est notre seule façon d'acquérir de l'expérience comme Neale Donald Walsh le fait dire à Dieu dans *Conversations avec Dieu* « On ne peut prendre conscience de ce que l'on est qu'en prenant conscience de ce qu'on n'est pas ».

Telle est l'ombre qui révèle la lumière.

LE SOURIRE

Sourire à la vie dès le réveil, sourire à notre reflet devant la glace du matin, sourire à l'inconnu que nous croisons dans la rue, un sourire devant ces parties de nous qui sont en croissance ou en transmutation. Tous ces sourires nous ouvrent à la bonté de la vie, à la gratuité de la vie, nous permettant de vivre notre vie en mode magique. Cela nous permet aussi de nous ouvrir à l'humour du divin dans nos vies et de nous affranchir du mélodrame dans lequel se complaît notre mental limité.

L'OFFRANDE

Il est une pratique que j'ai mise en place depuis longtemps dans ma vie qui est très efficace : c'est d'offrir le mal-être qu'il soit physique ou mental, la difficulté sur laquelle nous buttons. L'offrir à l'univers pour la transformation qui doit se faire en nous, dont nous ne sommes pas toujours conscients mais que la vie nous montre par cette résistance. Je l'ai expérimenté pour la première fois avec une douleur physique épouvantable. J'avais un courant électrique qui s'est déclenché entre mes deux molaires inférieures : la 47 et la 37.

La douleur était continue, chaque fois que j'avalais ma salive, chaque fois que je parlais, elle était là, lancinante, aiguë, présente sans laisser de répit. J'étais dans mon cabinet, je travaillais donc j'avais à parler, c'était vraiment difficile. Cela ne cédait pas. Cela a duré toute une journée. Je suis rentrée chez moi en pleurant tellement la douleur était forte. Comme je n'aime pas utiliser de médicaments pour entendre le sens des choses, résoudre le problème là où il se trouve au plus profond, cela a continué toute la nuit, je n'ai pas pu dormir. Et le lendemain matin, c'était encore là

La matinée suivante a continué ainsi avec cette douleur continue. On était le mardi. Et je n'avais pas de temps de repos avant le jeudi pour consulter un ami dentiste. En début d'après-midi ce mardi, comme je ne pouvais matériellement rien faire pour stopper cette douleur continue, il m'est venu à l'esprit d'offrir cette douleur pour la transformation qui se faisait en moi dont je n'étais pas consciente. Et là ce fut quelque chose d'extraordinaire, de magique : en quelques instants ma langue s'est positionnée différemment, la douleur petit à petit a diminué jusqu'à disparaître presque instantanément.

Comme le dit Eckhart Tolle « l'acceptation de ce qui est, la non-résistance à l'instant présent » est porteuse de transformations incroyables et instantanées. Faire un avec ce qui est la clé de la transmutation. C'est toujours notre distance, notre jugement, notre mentalisation sur les choses qui provoque la douleur qu'elle soit physique ou psychique.

Dès que nous quittons le mental pour revenir à la conscience du corps, à la présence qui nous anime, la souffrance quelle qu'elle soit cède. La souffrance est vraiment du domaine de l'ego. Vivre en unité avec qui nous sommes en présence de notre vibration nous libère de ce monde duel si douloureux.

LA RESPONSABILITÉ

Quittant ce monde de la dualité et du hasard, nous pouvons alors reprendre la responsabilité de notre vie quel qu'en soit le domaine. Tant que nous nous laissons ballotter par les circonstances, que nous accusons papa, maman, le voisin, l'État, la société, la maladie, le mal-être, nous en sommes le jouet et nous ne pouvons rien changer. Nous ne faisons que subir les circonstances, nos pensées mais quand nous reprenons la responsabilité de notre vie nous devenons sujets et là, nous pouvons choisir dans quelle direction nous souhaitons cheminer. Nous arrêtons de nous focaliser sur le problème pour nous ouvrir à notre intuition et aux solutions qu'elle nous apporte.

C'est à chacun d'entre nous qu'il incombe de prendre la responsabilité d'aimer et d'être aimé, de devenir un amoureux de la vie, un amoureux du vivant, du sacré de la vie sous toutes ses formes.

C'est à nous de choisir où porter le regard pour s'abreuver à tous nos infinis. Faisons nôtre cette phrase d'Albert Einstein : « Il n'y a que deux façons de vivre votre vie : Soit de voir tout comme si rien n'était spécial. Soit de voir tout comme si c'était un miracle »

SENS DE LA VIE

Le SENS de la vie humaine est l'évolution de la conscience. Devenir conscient de qui nous sommes : des êtres Divins venus expérimenter la matière afin de prendre conscience de l'AMOUR notre essence.

DEVENIR CONSCIENT de cette PRÉSENCE qui nous anime et la laisser se manifester au travers de nous. Vivre en unité avec cette Présence, en jouir, la laisser agir, nous guider, rayonner au travers de nous pour la partager avec d'autres.

Tel est le but véritable de la vie. Toutes les possessions, tous les acquis de pouvoir, de hiérarchie, de renommée sont illusoires. On n'a jamais vu un coffre-fort suivre un corbillard et seule l'évolution de notre conscience et comment nous avons aimé sont les seuls trésors qui nous suivent quand nous passons sur d'autres plans.

Un jour où j'étais très en colère avec quelqu'un que j'aime infiniment, toute la nuit j'ai bataillé pour à la fois me respecter dans ma colère qui me semblait justifiée et en même temps trouver la solution dans ma relation d'amour avec l'autre personne. À la fin de la nuit est montée en moi cette phrase : AIMER EST LA SEULE CHOSE IMPORTANTE.

C'est : « Le remède à tous les maux, à tous les soucis, les chagrins et les crimes de l'humanité tient en un seul mot : « l'amour ». Il est la vitalité divine qui fait naître et redonne la vie. Il donne à chacun d'entre nous le pouvoir de faire des miracles, si nous le voulons. » – nous partage Lydia M.

Nous connaître et nous reconnaître, aimer l'être que nous sommes, malgré les limitations, les erreurs, les maladies de notre moi égotique, voilà le VÉRITABLE ENJEU de toute vie humaine. Cela permet d'aimer les autres parce que nous nous sommes aimés et RECONNUS en premier lieu.

Comme le dit Saint-Augustin, la mesure de l'amour est de s'aimer soi-même sans mesure.

Nous pouvons alors apprécier toute la multitude des facettes du divin incarné dans l'être de chacun, même si quelquefois, nos façades, nos apparences sont chaotiques.

L'Amour comme la Beauté est dans les yeux de celui qui regarde.

Comme en témoigne cette histoire véridique : un jour, il m'a été raconté une histoire magnifique celle d'un avocat juif du ghetto de Varsovie qui après avoir vu sa femme et ses cinq enfants tués sous ses yeux, a choisi d'aimer inconditionnellement toute personne qu'il rencontrerait plutôt que de basculer dans la haine qu'il avait vu s'exprimer devant lui. Ce choix lui avait permis de vivre en bonne santé les six années qu'a duré sa captivité malgré toutes les privations vécues, car il a pu ainsi rester en unité avec son essence et s'abreuver à la source de son être au lieu de basculer dans la haine, la séparation et d'être le jouet des circonstances.

Notre âme en accord avec nos guides d'évolution vient toujours avec un PROJET DE VIE Et seule la découverte et l'accomplissement de ce projet de vie donne la paix et le sentiment d'être à notre place Nous retrouvons toujours les mêmes groupes de personnes qui correspondent à notre famille d'âme avec qui nous avons déjà vécu des vies et des vies. Parfois nous revenons avec un projet commun. Nous choisissons nos parents, nos enfants, nos amis en fonction des challenges que nous nous sommes donnés dans cette incarnation. Parfois ce sont des êtres avec lesquels nous sommes en harmonie, d'autres fois, ce sont des êtres avec qui nous avons des problématiques à libérer pour apprendre à aimer d'un amour inconditionnel. Passer de l'état de conscience inconscient à l'état de conscience consciente de cette Présence qui nous anime, tel est l'enjeu de toute vie humaine.

Quitter le monde du faire pour vivre dans celui de l'être, tel est le challenge que nous offre la vie.

Pour cela nous devrons nous libérer de cette personnalité égotique qui s'installe dès notre naissance de par notre génétique, notre éducation, notre environnement social et qui correspond à ce que nous sommes venus transformer, résidus de nos vies passées et de ce qui n'était pas en adéquation avec cette énergie de vie et d'amour que nous sommes.

Cela, nous ne pouvons le faire qu'au travers de ce vêtement emprunté le temps d'une vie : notre corps humain qui est l'écran d'ordinateur de nos vies. L'ordinateur lui-même étant notre âme. Elle correspond à notre corps énergétique. Tel un metteur en scène, c'est elle qui orchestre nos vies en fonction des scénarios que nous avons choisi d'expérimenter pour redevenir conscient de toute la palette de nos dons et capacités expérimentés tout au long de nos vies précédentes. Sans la connexion entre l'écran (notre corps physique) et l'ordinateur lui-même (notre âme), nous sommes perdus dans un monde vide de sens.

Vivre en unité, en adéquation avec la vie qui se déroule à chaque instant permet de rester dans ce flux de joie et de félicité, notre nature véritable.

Car ce n'est pas nous qui vivons la vie mais c'est la Vie qui se vit au travers de nous. À nous de la laisser se dérouler harmonieusement, de ne pas perturber ce flux.

« Ce n'est pas moi qui fais des œuvres, disait le Christ, mais le Père qui est en moi. » Nous sommes souvent notre propre obstacle, nous nous mettons en travers du flot de la vie qui Inlassablement nous ramène dans le courant. La vie ne demande qu'à couler pour nous apporter le meilleur ; à nous d'enlever le pied du tuyau de cette abondance.

Cela nécessite de revenir encore et encore à cette présence qui anime nos corps et cesser de nous laisser manipuler par notre mental, par nos pensées parasites et par nos mémoires inconscientes ou les limitations de notre génétique. C'EST VRAIMENT CAPITAL si nous voulons connaître, découvrir, manifester et exprimer la merveille de qui nous sommes dans l'excellence de nos dons et capacités à partager avec autrui.

Vivre notre vie dans l'instant présent nous maintient en contact avec la joie de notre être. Rayonner cette joie nous permet d'interagir avec les autres pour expérimenter harmonieusement ce jeu de la vie. Car l'évolution ne se fait qu'au travers du corps. En effet le corps dit toujours la vérité, la tête, le mental peut toujours nous raconter des histoires, il ment comme dit l'étymologie mais le corps ramène toujours à la vérité de l'instant.

Les signaux du corps sont toujours des messages de notre âme, à nous de savoir les entendre sinon on tombe dans la maladie : < l'âme a dit >

C'est au quatrième siècle, quand l'empereur Constantin a voulu s'unir avec ce mouvement montant issu de l'impulsion christique pour asseoir son pouvoir, qu'a débuté cette scission d'avec le corps.

En diabolisant le corps et la sexualité, en les fustigeant, la religion a assis son pouvoir et nous a coupés de notre essence, de notre Être.

Nous avons perdu alors, la confiance en nos propres sensations, nos propres intuitions, notre propre connexion.

L'état de dégénérescence, de déconnexion dans lequel nous sommes tombés nous oblige maintenant à faire le chemin inverse.

Et nous sommes à une époque où notre travail consiste à libérer les trois premiers chakras celui du plexus solaire, celui de l'énergie sexuel et celui de l'énergie de vie.

Comprendre que nous sommes pareils à un DVD avec deux pistes gravées : l'une celle de notre personnalité qui se gère avec les impondérables de la vie, les murs que nous rencontrons ou que nous nous créons du fait des limitations de notre moi égotique et l'autre piste : celle de notre être, une piste de joie et félicité d'harmonie de confiance et d'abandon à la bonté de la vie, à sa perfection, à son tempo toujours adapté pour le meilleur.

Il nous appartient de choisir sur quelle piste nous voulons jouer.

Pour cela, nous avons un outil considérable à notre portée. Cet outil s'appelle le libre arbitre. Chaque être humain en est doté. Quand nous nous sentons acculés, bloqués sur notre piste égotique avec des rancœurs et des colères, il ne sert à rien de rejeter ou de projeter sur les autres les états négatifs qui peuvent nous traverser sur le chemin. Il nous appartient d'en prendre conscience pour qu'ils soient transmutés et libérés.

Car la loi de cause à effet est une des lois les plus puissantes de l'univers. Et tout ce que nous pensons, créons ou projetons-nous reviendra toujours comme un boomerang, en positif comme en négatif, jusqu'à la transmutation et libération complète de ces aspects inconscients de notre psyché.

Quand nous prenons conscience de ces lois immuables de l'univers, nous réalisons l'importance capitale de maintenir la paix dans notre état intérieur, seul garant de notre bien-être.

Nos états intérieurs, nos émotions, notre stress ont un impact sur notre physiologie au travers du système nerveux sympathique. Si l'on mesure la conductivité de notre peau, on va pouvoir noter toutes ces modifications en temps réel au travers de courbes significatives traçables sur un écran d'ordinateur. Ces courbes sont différentes d'un sujet à l'autre et se modulent en fonction des émotions vécues. Mais, si l'on rassemble plusieurs personnes inconnues les unes des autres, en leur demandant de se regarder dans les yeux avec bienveillance et sans a priori, on peut noter plusieurs éléments significatifs. Des sourires naissent sur les visages gênés au début puis de plus en plus ouverts, mais surtout les courbes s'harmonisent petit à petit pour finalement se rejoindre et ne former qu'une seule courbe. Donc un simple regard bienveillant harmonise les physiologies et nous montre comment nous sommes tous reliés au-delà de nos apparences différentes.

Le seul fait de prendre conscience de nos états intérieurs et de demander l'aide à notre être intérieur, à nos guides, à nos anges, chacun selon sa croyance suffit pour que soient transmutées nos limitations. Cela permet de sortir instantanément de la piste égotique où nous nous sommes laissé enfermer pour retrouver la joie et la sérénité de la piste de notre être.

Celle-ci nous redonne notre liberté d'action au niveau de tous nos possibles. En libérant les guerres à l'intérieur de nous-même, nous cesserons de les créer dans le monde extérieur. Ce faisant, nous quittons la piste laborieuse et chaotique du Faire pour renouer avec la fluidité de la voie royale qu'est la piste de l'Être.

Maintenir en nous cet état de sérénité nous permet de ne plus nous laisser contaminer par les pollutions extérieures que sont les médias ou les psychismes inconscients.

Tel le bouchon sur l'eau au gré des flots, épousons la vague, nous adaptant aux circonstances sans nous laisser perturber ou happer par elles.

Il n'y a qu'UNE SEULE MALADIE, celle de nous être coupé de notre être intérieur.

Faisons nôtre cette invocation de l'empereur Marc Aurèle

Mon Dieu donne-moi la sérénité,

D'accepter toutes les choses que je ne peux changer.

Donne-moi le courage de changer les choses que je peux,

Et la sagesse d'en connaître la différence.

La reconnexion consciente à la lumière est une décision intérieure, un choix, une détermination.

Reconnecter notre impulsion de vie au travers de notre corps physique entendre les signes, les appels que nous manifeste en permanence notre âme pour vivre en unité et adéquation avec l'instant tel est L'enjeu de la RÉGÉNÉRATION VÉRITABLE La reconnexion tant physique que psychique auquel nous convie la Vie.

FEUILLE DE ROUTE

Le retour vers la santé nécessite une mise en pratique quotidienne de notre force de vie. Nous appuyer sur elle permet de quitter le monde fastidieux d'un mental répétitif et obsessionnel souvent manipulé par l'état de nos toxines pour nous centrer sur notre vibration intérieure, réserve d'énergie et de ressourcement toujours disponible.

À nous de la mobiliser, nos pensées deviendront inspirantes et stimulantes, créatrices et positives.

Ensuite, il faut introduire dans notre alimentation des FRUITS, des LÉGUMES variés de préférence CRUS et surtout des JUS quotidiens, source de vitalité directement bio, disponible et facilement assimilable.

Dans ses films *Gros malade et presque mort 1 & 2*, Joe Cross montre comment il a pu retrouver un état de santé perdu depuis longtemps grâce à l'absorption quotidienne de jus verts.

Son exemple a motivé beaucoup de gens de par le monde et leur a permis de commencer à remettre en cause des habitudes alimentaires néfastes.

Pourquoi les jus verts sont-ils si efficaces. ?

La CHLOROPHYLLE que l'on trouve dans tous les légumes verts a une structure quasi identique à la molécule des globules rouges du sang : la molécule d'hémoglobine. C'est une molécule qui a aussi une forme de croix et la seule différence entre les deux est que le noyau central pour le sang est le fer, alors que pour la chlorophylle le noyau central est du magnésium.

La chlorophylle permet d'oxygéner l'organisme de le désintoxiquer et surtout de maintenir son équilibre acido-basique. On identifie la chlorophylle comme le sang des plantes puisqu'il est semblable à la molécule d'hémoglobine du sang. Ce pigment utilisé par le système respiratoire et qui joue un rôle essentiel dans le transport de l'oxygène. Notre sang est effectivement composé d'atomes de carbone, d'oxygène, d'hydrogène et d'azote entourant l'atome de fer tout comme la chlorophylle à l'exception du noyau central de magnésium. L'alimentation moderne axée sur une consommation exagérée de protéines, de céréales et d'aliments industrialisés favorise une trop forte acidification de l'organisme. Pour maintenir son équilibre acide basique, l'organisme doit donc puiser dans ses bases c'est-à-dire principalement dans ses réserves de minéraux calcium et magnésium. La conséquence en est cette déminéralisation, porte ouverte aux problèmes nerveux et à l'ostéoporose. La chlorophylle permet également d'assainir la flore intestinale. En effet elle favorise la santé des bactéries PROBIOTIQUES. Elle exerce aussi une action stimulante sur les muscles, les nerfs et le cœur qu'elle tonifie. Elle agit également sur les fibres lisses des intestins contribuant ainsi à combattre la constipation. Elle aide par ailleurs à abaisser le taux de cholestérol dans le sang. Elle favorise le bon accomplissement de la fonction urinaire. Purificatrice du sang et des tissus de l'organisme, elle améliore la santé du système immunitaire et joue un rôle important dans la défense contre les radicaux libres. Elle favorise la guérison des blessures. Mais il faut se souvenir que la chlorophylle est très sensible à la chaleur qui la disloque. Il faut donc la rechercher dans les végétaux frais et crus vivants pour récupérer cette énergie. Donc quand nous absorbons des jus verts en ayant enlevé les fibres, il y a comme une transfusion sanguine à l'état pur car les jus verts n'ont pas besoin de passer par le système digestif pour être assimilés, ils passent directement dans la circulation sanguine à partir du foie.

Mais n'oublions pas que si nous voulons retrouver une santé optimum sur le long terme, il est nécessaire et même impératif tout en retrouvant un rythme de vie plus adapté à nos besoins, d'éliminer de notre alimentation les poisons majeurs que sont les Produits Laitiers pasteurisés, les Céréales raffinées et cuites, les Additifs alimentaires, le Café, les Sucres raffinés. Acceptons le temps de récupération nécessaire. Nous avons mis des années à détraquer notre organisme, laissons-lui le temps de sa remise en forme.

Allez à votre rythme, selon votre ressenti et vos possibilités, respectez-vous.

Pratiquer chaque jour L'EXERCICE avant de se lever pour se harmoniser consciemment avec notre unité et notre force de régénération.

— **Matin**

Huile essentielle (HE) : quelques gouttes appropriées frottées au creux des mains et des pieds ex-marjolaine et basilic.

Grand Verre d'eau tiède + Un jus d'un citron frais bio de préférence ou Tisane adaptée à vos besoins.

Ou bien 2 gouttes d'huile essentielle de cannelle diluées dans l'eau chaude ou froide stimuleront le corps bien plus efficacement qu'un café sans lui nuire.

Tout ceci avec ou sans miel

+Plantes médicinales
Si on a faim fruits à volonté- toujours ceux que l'on préfère ou qui sentent le meilleur.

Activité physique tous les jours à votre rythme (trampoline, marche rapide, natation, vélo ou autre)

— **Midi**
HE quelques gouttes appropriées frottées au creux des mains et des pieds ex LES BIO AROMATIQUES.

Fruits à volonté
Ou jus de fruits frais + basilic ou menthe + gingembre
Ou
Jus de légumes variés + persil + Curcuma + gingembre
Ou
Jus de légumes + Grosse salade mélange légumes

— **Goûter**
Fruits si faim

— **Soir**
HE quelques gouttes appropriées frottées au creux des mains et des pieds
Jus de légumes en apéritif
Grosse salade mélangée de légumes crus
Éventuellement fruits secs trempés au préalable ou avocat ou même des coquillages ou du poisson ou de

la viande crue en provenance d'animaux sauvages ou élevés au grand air et de façon traditionnelle.

Une soupe chaude crue peut-être la bienvenue. Il suffit de mixer le jus de légumes avec de l'eau chaude un peu de Tamari et d'épices, la soupe est prête en un instant en ayant gardé toutes ses propriétés de vitamines et de vitalité.

Un Lavement peut être une pratique importante à mettre en place, cela facilite les phases de détoxication tant physique que mentale. Le travail d'élimination de nos déchets est un travail de longue haleine et si vous ressentez un mal-être dû à l'afflux de toxines libérées dans les intestins, pratiquer un lavement avec de l'eau chaude apaise immédiatement le mental de son mal-être ou de ses pensées moroses et évite de réabsorber les toxines remises en circulation.

Au coucher

L'EXERCICE au coucher avant de dormir, quelques gouttes HE appropriées frottées au creux des mains et des pieds pour préparer un sommeil réparateur (Orange ou néroli)

Massage du ventre avec de L'huile de millepertuis ou de romarin sur le foie.

Éventuellement cataplasme d'huile de ricin si nécessaire. Dans ce cas vous vous massez la zone concernée par exemple toute la zone foie et du pancréas ou la zone de la thyroïde ou bien celle des surrénales. Ensuite, vous bandez cette zone de façon à maintenir la chaleur éventuellement avec une bouillotte ou une couverture chauffante. L'huile de ricin est très puissante pour favoriser l'élimination et stimuler les globules blancs donc favoriser l'élimination de tous les phénomènes anti-infectieux.

N'oubliez pas que notre apprentissage se fait par le plaisir donc retrouvons le plaisir de manger une alimentation véritable adaptée à notre physiologie. Je ne connais rien de plus savoureux que de manger un fruit mûr à point juste cueilli de l'arbre encore gorgé de soleil qui s'est chargé de tous les minéraux du sol où il a poussé, de l'air qui l'environne et de l'eau qu'il l'a irrigué.

Il est important d'aller à son rythme pour modifier notre alimentation inappropriée et petit à petit retrouver une alimentation physiologique composée essentiellement de fruits de légumes. Garder pendant un certain temps des légumes cuits permet un bon compromis tout en enlevant les POISONS MAJEURS que sont les produits laitiers pasteurisés et les céréales cuites et raffinées.

Adaptons notre conduite à nos possibilités sachant que les fruits nous permettent de nettoyer et les légumes de reconstruire nos organismes déficients afin de vivre en harmonie à tous les niveaux de notre être.

Pour certains il peut être judicieux de ne rien changer à leur mode alimentaire dans un premier temps mais seulement d'ajouter quotidiennement des JUS VERTS qui vont commencer un travail de nettoyage et reminéralisation de l'organisme.

Comme le partage encore le Docteur Miguel Barthéléry, grand sportif au demeurant, l'introduction des fruits, des jus verts dans son alimentation lui a permis de se libérer des produits laitiers qu'il affectionnait particulièrement mais surtout de trouver un grand bien-être, une énergie inégalée malgré une quantité de nourriture beaucoup moins importante.

À chacun de choisir en fonction de son ressenti car j'aurais beau vous décrire toute la douceur, toute la suavité, tout le parfum, tout le délectable qu'est de manger un fruit mûr à point, ou vous parler du bien-être incroyable de cette alimentation vivante qui fait vibrer nos cellules en résonance avec l'univers. C'est un changement de paradigme et nul ne peut faire l'expérience à votre place. Quand on mange de cette façon, c'est bien au-delà du bon d'un bon gâteau, d'un mets délicieux, c'est vraiment la sensation de reconnecter quelque chose d'indicible, retrouver un état extatique, être nourri bien au-delà du physique, accompagné d'un état de joie et de gratitude envers la vie. Chaque chose, chaque personne est à sa place. Cela nous libère de l'impuissance mentale à ne pas connaître la direction. Cela nous permet de sortir des dogmes, des idées reçues, des habitudes de pensée, des références extérieures pour trouver notre propre chemin, notre propre vérité, notre propre bien-être. Cela nous enracine dans une confiance et une estime de soi jamais connues.

En renouant avec le plaisir ineffable de l'alimentation adaptée à notre physiologie, nous retrouvons la joie, le jeu, la fluidité de vivre dans ce corps humain d'instant en instant.

QUELQUES IDÉES DE JUS

JUS DE FRUITS

Même si personnellement j'aime manger les fruits nature, certains fruits sont délicieux en jus. N'oubliez jamais de rajouter un peu de vert basilic ou menthe pour éviter le pic glycérique ainsi que du gingembre qui stimule tous nos échanges.

— Raisin basilic gingembre

— Raisin algue gingembre délicieux expérimenter un jour ou je n'avais rien d'autre comme verdure.

— Ananas basilic gingembre

— Pastèque avec la peau basilic gingembre (très reminéralisant)

— Melon avec la peau basilic gingembre

(on peut même y rajouter un peu de quinton pour booster les surrénales)

— Pommes oranges basilic gingembre

— Le jus de grenade est une pure merveille seul ou associé avec un autre fruit pamplemousse ou orange il remplace aisément le café matinal pour booster notre énergie.

Essayer aussi avec les fruits qui vous attirent

JUS DE LÉGUMES

Au jus de légumes j'aime bien toujours rajouter

Du PERSIL pour la peau et les reins

Du GINGEMBRE stimulant général

Du CURCUMA anti inflammatoire

Deux fruits - oranges pour libérer les toxines bloquées dans nos tissus ou des pommes pansement pour les intestins.

Un peu d'aloe vera est bonne pour calmer aussi la muqueuse stomacale ou intestinale

Ensuite varions les cocktails en fonction des saisons et des envies, ajoutons des herbes sauvages (pissenlit, plantain chardon marie prêle ortie...).

Quelques suggestions

JUS POUR DÉSINTOXIQUER

Le jus de 10 Citrons
1 petit Piment
1 gd doigt Gingembre
1 pt doigt Curcuma
Se garde au frigo
On met 1 ou 2 cm dans l'eau tiède a boire chaque matin

JUS POUR ÉLIMINER

Oranges épinards persil gingembre curcuma
ou
Pommes choux rouge persil gingembre curcuma

JUS POUR REMINÉRALISER

Pommes carottes épinards persil gingembre curcuma
Ou bien :
Oranges asperges céleri branche prêle persil gingembre curcuma
Ou encore :
Pommes Betteraves céleri branche persil gingembre curcuma vanille
Ou celui-ci :

Oranges céleri branche asperges persil gingembre curcuma

Ou celui-là :

Concombre céleri branche brocoli blette persil gingembre Curcuma

JUS POUR LE FOIE

Oranges

Betteraves ou Carottes

Artichauts

Persil gingembre curcuma

Tout ce qui est amer va bien pour le foie comme pour le pancréas d'ailleurs (chardon marie, chicorée pissenlit).

Pour éviter les GAZ ce mélange est délicieux

Pomme fenouil persil gingembre curcuma

CONCLUSION

Le retour vers la santé sur le plan physique nécessite que nous nous réapproprions notre corps avec la compréhension de ce qui lui donne vie Aucune pilule miracle ne pourra rétablir un dysfonctionnement qui a mis des années à s'installer

Seule la prise en compte des besoins réels de notre corps, de sa physiologie et de son alimentation pertinente nous permettra de retrouver une Santé optimum.

Nous sommes tous des êtres Divins venus expérimenter la matière afin de vivre l'expérience de Dieu dans son infinité.

Si nous rétablissons le mode d'emploi physiologique du moteur humain, le mode de vie physiologique, l'alimentation physiologique de l'homme nous retrouvons cet état naturel de pleine santé, la merveille de qui nous sommes, toutes nos capacités de santé physique mais surtout psychique. Nous pouvons découvrir nos talents inexploités dont la mise en œuvre nous permet de vivre nos vies avec joie, enthousiasme et créativité renouvelés à chaque instant.

Comme nous le rappelle magnifiquement le physicien Stephen Hawking : « Rien ne doit limiter l'activité humaine aussi terrible que soit la vie s'il y a de la vie il y a de l'espoir »

Quel merveilleux message venu d'un homme en fauteuil roulant depuis des années s'exprimant au travers d'un ordinateur qui n'a jamais laissé les circonstances de sa vie limiter ses passions et objectifs.

Depuis le 21 décembre 2012 nous sommes passés réellement dans l'ère du Verseau, le temps s'accélère et nous devons nous harmoniser avec cette accélération. L'Alimentation physiologique est capitale pour cette adaptation. C'est vraiment l'alimentation de cette nouvelle humanité comme l'ont confirmé les guides d'évolution.

Le plaisir tout comme les animaux est au service de notre physiologie et au service de notre Être.

Il n'est à plus dévoyer dans une quête du plaisir sans fin et sans but mais au service de la manifestation de nos qualités uniques propres à chacun et dont le monde a besoin.

La seule véritable maladie est l'inconscience de notre nature essentielle avoir perdu la conscience de notre unité avec notre centre, notre réalité, notre Divinité.

Retrouvant notre sentir, la confiance dans nos propres perceptions dans cette connexion, nous retrouvons cet état de pleine santé, nous retrouvons toutes nos connexions avec l'univers et tous les plans subtils de notre être.

Nous pouvons vivre alors dans cet état naturel de joie de félicité et de santé retrouvé.

Il n'y a plus ma vie mais la vie qui se danse au travers de nous.

Nous ne sommes plus séparés les uns des autres mais conscient de notre unité manifestée dans des corps physiques différents.

En effet, nous sommes tous reliés. Une seule conscience dans une multitude de corps

La conscience unique s'exprimant et se manifestant dans une multitude de formes humaines animales et végétales minérales.

Le paradis sur terre est à notre portée c'est à nous de choisir pour que puisse advenir la nouvelle humanité.

Annexe 1
La Poème de la Sérénité

(On accorde cette prière à l'Empereur Marc Aurèle)

Si, dans ta vie, un jour tu devais pleurer,
Te sentant bien seul, loin de ceux que tu as aimés.
Dis-toi bien qu'il y aura toujours quelqu'un qui te montrera le droit chemin.

Écoute ces mots, car moi qui te les dis, je n'ai pas toujours été ce que je suis.
J'ai connu bien des pleurs, des paniques, et des misères,
Alors récite avec moi cette prière.

Mon Dieu donne-moi la sérénité,
D'accepter toutes les choses que je ne peux changer.
Donne-moi le courage de changer les choses que je peux,
Et la sagesse d'en connaître la différence.

Tu devras aussi te prendre en main,
Si tu veux changer ton destin,
Laisse de côté les choses qui te détruisent,
Tu auras alors de belles surprises.

Pour toi, chaque jour deviendra ensoleillé,
Ton cœur s'ouvrira à l'amour.
Ne vis qu'un jour à la fois si tu veux en profiter,
Et tu seras heureux pour toujours.

Mon Dieu donne-moi la sérénité,
D'accepter toutes les choses que je ne peux changer.
Donne-moi le courage de changer les choses que je peux changer
Et la sagesse d'en connaître la différence.

Quand ma patience est à bout, aide-moi à la retrouver.
Apprends-moi à faire face aux difficultés avec calme et sérénité.
Lorsque, je suis à court de réponses vives et d'explications intelligentes,
Permets que cesse le flot de questions, au moins pendant un court moment.

Mon Dieu donne-moi la sérénité,
D'accepter toutes les choses que je ne peux changer.
Donne-moi le courage de changer les choses que je peux,
Et la sagesse d'en connaître la différence.

Et quand j'ai l'impression que les journées sont trop brèves
Pour que je puisse accomplir toutes les tâches qui m'attendent,
Fais au moins que je trouve le temps de faire le plus important,
Le temps d'écouter, le temps d'aimer
Et le temps de rire aussi.

Mon Dieu donne-moi la sérénité
D'accepter toutes les choses que je ne peux changer,

Donne-moi le courage de changer les choses que je peux changer

Et la sagesse d'en connaître la différence.

Poème du bonheur

On se persuade souvent soi-même que la vie sera meilleure après s'être marié, après avoir eu un enfant, et ensuite, après en avoir eu un autre... Plus tard, on se sent frustré, parce que nos enfants ne sont pas encore assez grands et on pense que l'on sera mieux quand ils le seront. On est alors convaincu que l'on sera plus heureux quand ils auront passé cette étape. On se dit que notre vie sera complète quand les choses iront mieux pour notre conjoint, quand on possédera une plus belle voiture ou une plus grande maison, quand on pourra aller en vacances, quand on sera à la retraite... La vérité est qu'il n'y a pas de meilleur moment pour être heureux que le moment présent. Si ce n'est pas maintenant, quand serait-ce ? La vie sera toujours pleine de défis à atteindre et de projets à terminer. Il est préférable de l'admettre et de décider d'être heureux maintenant qu'il est encore temps. Pendant longtemps, j'ai pensé que ma vie allait enfin commencer, 'La Vraie Vie ! Mais il y avait toujours un obstacle sur le chemin, un problème qu'il fallait résoudre en premier, un thème non terminé, un temps à passer, une dette à payer.

Et alors la vie allait commencer !!!! Jusqu'à ce que je me rende compte que ces obstacles étaient justement ma vie. Cette perspective m'a aidé à comprendre qu'il n'y a pas un chemin qui mène au bonheur. Le bonheur est le chemin. Ainsi passe chaque moment que nous avons et plus encore : quand on partage ce moment avec quelqu'un de spécial, suffisamment spécial pour partager notre temps et, que l'on se rappelle que le temps n'attend pas. Alors, il faut arrêter d'attendre de terminer ses études, d'augmenter son salaire, de se marier, d'avoir des enfants, que ses enfants partent de la maison ou, simplement, le vendredi soir, le dimanche matin, le printemps, l'été, l'automne ou l'hiver, pour décider qu'il n'y a pas de meilleur moment que maintenant pour être heureux.

LE BONHEUR EST UNE TRAJECTOIRE ET NON PAS UNE DESTINATION ! Il n'en faut pas beaucoup pour être heureux. Il suffit juste d'apprécier chaque petit moment et de le sacrer comme l'un des meilleurs moments de sa vie. La source de ce poème est inconnue, il apporte de la chance à qui le transmet. Ne le garde pas... Donne-le simplement à tes amis à qui tu souhaites de la chance.

Annexe 2

Lors de mes cours en Italie, je terminais par ces points de rappel pour aider les élèves à rester axés sur leur chemin de vie.

Je vous les livre ici pour que vous puissiez vous les approprier, les mettre en pratique dans vos propres vies si vous le souhaitez.

Suivre le JEU DE PISTE DE LA VIE pour manifester sur terre la merveille que nous sommes et vivre une vie de joie de félicité et d'abondance.

Comme au THÉÂTRE nous sommes les acteurs de notre propre pièce de théâtre.

1 Contact avec notre Joie Vibration

2. Moment présent stop mental
Juste la Présence ici et maintenant

3. Union constante avec notre énergie de vie = énergie de l'univers
Stop à la dissociation
OUI à la vie OUI OUI OUI...
Stop la réaction oui à l'action
Entrons dans la danse
Demandons l'aide du ciel
Qu'ai-je à apprendre de cette situation, de cette personne ?

Acceptation =
Union. =
Solution

Résistance =
Souffrance =
Inconscience

Souvenons-nous que cela aussi passera.

4. Regardons l'univers accomplir les désirs de notre cœur

(Enlever le pied du tuyau de l'abondance de l'univers ouvert en permanence que nous freinons par nos pensées croyances limitatives)

Mettre nos têtes en vacances

Déposons nos soi-disant fardeaux l'univers est là pour s'en occuper

Cessons de nous croire le responsable de tout

5. Laissons-nous vivre cette danse du pouvoir créatif permanent de l'univers comme Co-créateur vers nos buts notre vision

Jamais laisser quiconque (à commencer par nous-même) ou les circonstances nous détourner de cette danse de joie, de plaisir, d'enthousiasme à partager avec d'autres car nous sommes tous reliés.

Le pas capital si nous voulons vivre une vie de félicité n'est que dans le moment que nous accomplissons à l'instant même.

Stop à notre mélo intérieur cessons de rejouer indéfiniment l'incompris la victime ou le bourreau prenons la responsabilité de nos choix et offrons-nous la vie que nous souhaitons.

Tout obstacle, difficulté relationnelle, matérielle, l'envelopper dans bulle bleue et tourner vers la lumière.

Autre pratique puissante : offrir la situation la difficulté pour la transformation en cours même si nous n'en sommes pas conscients.

Se souvenir de maintenir un état de joie c'est notre état normal si ce n'est pas le cas c'est que nous sommes repartis dans le mental ou le corps de souffrance donc à nous d'en sortir au plus tôt.

Just do it

Annexe 3

Points clés de vie

1. Saint-Augustin
La mesure de l'amour s'est de s'aimer soi-même sans mesure
Reconnecter l'amour, la présence en nous, la vivre en permanence

2. Cesser d'être des mendiants assis sur un trésor cherchant à l'extérieur ce que l'on a en soi – travail-conjoint – enfant – nourriture-alcool-tabac- shopping – objet.

3. Moment présent sortir de notre histoire mentale qui nous entraîne soit dans le passé ou le futur, la seule réalité est le présent. Vivre dès maintenant le présent que nous voulons voir se manifester.

4. Pratiquez la gratitude, voir l'abondance qui nous entoure.

5. Accepter de ne pas savoir. Cela se sait en nous, se laisser guider par l'Être en nous, tempo parfait avec tous et la Vie.
Vous vivrez en vacances la tête libre et disponible.

6. Donnez aux autres ce nous voulons recevoir, cela nous reviendra toujours.

7. Soyons qui nous sommes, ce que nous voulons voir advenir, cessons de faire, de nous couper de qui nous sommes.

8. Bienveillance humour gentillesse patience /notre ombre n'est que de la lumière non transformée.
Il n'y a pas erreur = seule de l'expérimentation

9. Se donner à 100 % = plaisir et enthousiasme pour manifester le meilleur

10. Reproches aux autres : vérifier si cela ne nous concerne pas comme miroir de nous-même.

11. Compassion avec les gens toxiques pour ne pas les retrouver sur notre route

12 Exercice 5 minutes 3 fois par jour tous les jours c'est comme une méditation la besace pour la journée

13. Accepter de se faire accompagner

14 Choisir de maintenir l'état de joie, la présence à qui nous sommes :
Un ÊTRE DIVIN ayant choisi d'expérimenter la matière si l'on en sort c'est que l'on est reparti dans le mental.

15 Demander à notre être de nous guider.

16 Demander de l'aide au divin, à l'univers, aux forces célestes ; elles ne peuvent nous aider que si nous demandons.

17. Nous sommes venus sur Terre pour faire l'expérience de qui nous sommes et parce que nous le vivons, nous permettons aux autres de le vivre.

Remerciements

Je remercie infiniment tous les auteurs, tous les écrivains, tous les livres qui m'ont accompagné tout au long de mon parcours. Ils ont été des soutiens, des guides, des inspirateurs ils m'ont nourri sur ce chemin.

J'en ai tellement lu que je ne pourrai tous les citer mais ceux que vous trouverez dans ce recueil sont vraiment des pierres d'angle.

Merci infiniment aussi à mes re-lecteurs avec qui j'ai partagé le contenu de ce livre, leurs impressions et suggestions m'ont permis de le finaliser dans sa forme définitive.

Puisse ce livre vous accompagner et vous inspirer afin que votre Vie devienne une VIE MAGIQUE DÉBORDANTE DE SANTÉ JOIE ET VITALITÉ

La video d'Irene Grosjean :

— La vie en abondance – qui donne les clés de la santé tant physique que psychique grâce à son expérience de plus de 50 ans de naturopathie.

Les videos du site regenere. org ou Thierry Casasnovas partage avec enthousiasme sa compréhension de la physiologie du corps sans cesse étayée par l'expérimentation et la connaissance de l'hygiénisme.

Les videos du Chou Brave

*Thèse de médecine du Dr Laurence Dejardin

*SODISAPF pour la liste de Dentistes utilisant les Gouttières activateurs pluri fonctionnelles
04 67 04 55 04

— Pedro Planas
Réhabilitation neuro-occlusale

— Dr Michel Montaud
Nos dents une porte vers la santé

— Jean Pierre Deffez - Patrick Fellus - Christophe Gerard
Rééducation de la déglutition salivaire

— Dr Michelle Marques
Les voyageurs du temps

— Jean Marie Samori
Les champignons comestibles
Aliments d'avenir
Pour combattre les principales maladies d'aujourd'hui

— Marc Pantalacci
Sain (t) de corps et d'esprit

— Jacqueline Bousquet
Au cœur du vivant
Science dans la lumière

— Doman DelaCato
Patterning Therapy

— Dr Veyras
Enfants de rêve Enfants d'espoir

— Corine Gouget
Additifs alimentaires

— Dr H D Robert
Aspartame disease : An ignored Epidemic

— Dr Blaylock
Excitotoxins the taste thats kills

— Nelly Grosjean et ses compétences avec les huiles essentielles
Le grand livre de l'aromathérapie

— Dr Pierre Noel Delatte
5 points un point c'est tout, éditions Trédaniel

— Dr Corrine Skorupka - Dr Lorene Amet
Autisme on peut en guérir

— Michel Dogna
La cure Gerson et Kelley
Michel Dogna

— Les videos de Charlotte Gerson

— Dr John Lee
Équilibre hormonal et progestérone naturelle

— Daniel Kieffer
Comment se régénérer pour bien vieillir

— M-Bernard Jensen
Intestin libre

— Norman Walker
Les salades crues et la diététique
Les jus frais de légumes et de fruits

— Arnold Erhet
Le jeûne
Le régime sans mucus

— Bordeaux Skelezy
L'Évangile essénien

— Anne Whigmore
L'herbe de blé

— G Cl Burger
La guerre du cru

— J Seignalet
Alimentation médecine du troisième millénaire

— Dr Henri Joyeux
Changez d'alimentation

— Dominique Guyaux
Quand je serai seul avec la mer
Le régime du plaisir

— Dr Graham
The 80/10/10 diet

— Le rapport Campbell

— Les livres de France Guillain
Les bains dérivatifs...

— Jean Liedloff
Le Concept du Continuum

— Eckhart Tolle
Nouvelle terre
Lire ses livres regarder ses vidéos ou écouter ses CD est toujours une expérience magique qui recentre instantanément sur la Présence

— Gregg Braden
La divine matrice
Sa vidéo (4) du cours donné à Milan en 2007 est une pure merveille

— Christophe Allain
Journal d'un éveil du 3e œil (3 tomes)

— Luc Bodin
Ho'oponopono
Livre qui apporte une dimension supplémentaire à la pratique d'hô opônopono

— Alexandre Lucas (tous ses livres sont inspirants)
Être acteur de sa vie
Le bonheur d'aimer l'autre...

— André Stern
Et je ne suis jamais allé à l'école

— Kreyon
Les 12 couches de l'ADN

— Dr Eric Pearl
La Reconnexion

— Dr Brian Weiss
Une même âme de nombreux corps
De Nombreuses vies, de nombreux maitres
Il n'y a que l'amour

— Collectif
Au-delà du bonheur et du malheur, hors série chez Recto Verseau (S. Rudaz)

— Dr Eben Alexander
La preuve du paradis, éditions Trédaniel

— Dr Jill bolte Taylor
Voyage au-delà de mon cerveau, J'ai lu

— Vadim Zeland, physicien quantique russe
Transsurfing

— Dr Wayne Dyer
Le pouvoir de l'intention
Il faut le croire pour le voir
Vos vœux sont exaucés

— Raymond Moody
Paranormal

— Deepak Chopra
Corps quantique
Santé parfaite
Le miracle oublie
Pouvoir grâce et liberté
Le chemin vers l'amour +++

— Rosemary Altea
Retrouvons-les
Une longue échelle vers le ciel
Libre comme l'esprit

— Alison Dubois
Ils sont toujours près de nous
Nous sommes leur paradis

— Christine Andre
Une plume pour 2 âmes

— Jill Mara
Les clés de l'évolution de l'âme

— Daniel Meurois
Il y a de nombreuses demeures
5 dimensions

— Masaru Émoto
Message de l'eau

— André Mahé
Le secret de nos origines

— René Quinton
L'eau de mer milieu organique

— Dr Le Berre
Le lait, une sacre vacherie

— Patricia Dare
Lumières invisibles

— Joe Vitale
Zéro limite
Attendez-vous à un miracle

— Dom Aubier (+ video YouTube)
La face cache du cerveau

— Anne Givaudan
Nos mémoires des prisons ou des ailes
Formes pensées (tomes 1 et 2)

— Al Ben Shahar
Le bonheur

— Anita Moorjani
Diagnostic incurable mes revenus guéris à la suite d'une NDE
Dying to be me

— Philip Pullman
Trilogie *À la croisée des mondes*

— Elisabeth Gilbert
Comme par magie

Films
Une merveilleuse histoire du temps
Gros malade et presque mort (1 & 2)
Être et devenir Clara Morgan
What 's the bleep 2 films = que savons-nous de la réalité ?
Invictus
Le secret
Au-delà de nos rêves
Les voies du Destin
The lovely bones
Burt Monro
La boussole dorée
Un monde meilleur
The blind side
August rush
Va vie et deviens
Le goût des merveilles

Biographie

Dr Marie Solange Raymond crée son premier cabinet dentaire en 1976. Déçue par la médecine qu'on lui a enseignée, où l'on arrive après les symptômes sans savoir les anticiper, elle le revendra 5 ans après, pour chercher tous azimuts une médecine de santé et de sens qu'elle pratiquera jusqu'en 2010.

Elle l'enseigne en Italie, formant plus de 200 dentistes à une médecine fonctionnelle globale, s'appuyant sur la physiologie naturelle du corps où l'on redevient conscient de l'énergie de vie et de guérison, qui soutient chaque corps humain.

Son approche holistique lui a permis de développer une vision unique de l'équilibre buccal, clé de notre équilibre global.

Elle se consacre désormais à l'artistique, l'écriture et l'enseignement d'une santé globale.

Elle explore par ailleurs les arcanes de l'alimentation vivante depuis de nombreuses années.

En 2008, elle a réalisé un film : *La bouche espace sacré, clé de notre équilibre et notre liberté ; a*insi que de vidéos en 2014 et 2015 :

— 1 La bouche clé de notre structure
www. youtube. com/watch ? v=RcuYOjfYaRc
3.12.14 regenere. org

— 2 La bouche clé de notre santé et de notre bien-être

youtu. be/EqDjPQmF8zI
18.11.15 – Le Chou Brave

— Site Peinture

mariesolange-raymond. odexpo. com

— Pour être informé des activités du Dr Marie Solange Raymond

Site : www. connexion. news

Sommaire

librinova
www.librinova.com

www.ingramcontent.com/pod-product-compliance
Lightning Source LLC
LaVergne TN
LVHW100309210926
848480LV00003B/1072
9791026203940